CB066235

Autor

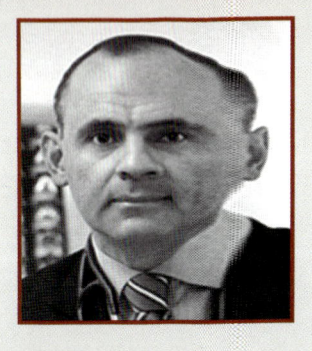

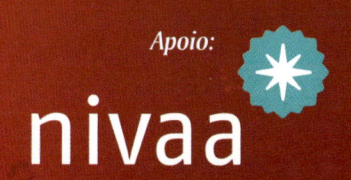

Roger Moreira
Cirurgião-Dentista, Administrador, Advogado e Médico
Pós-Doutorado em CTBMF pela Universidade de Pittsburgh – EUA
Professor de CTBMF da Universidade de Pittsburgh – EUA
Preceptor do Programa de Residência e *Fellowship* em CTBMF do
Hospital dos Defeitos da Face da Cruz Vermelha Brasileira –
Filial do Estado de São Paulo

Coautores

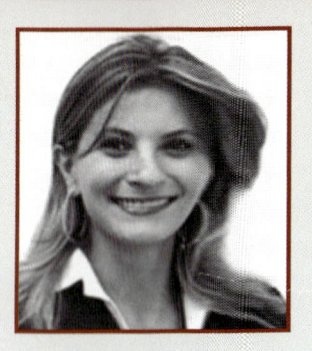

Érica Cristina Marchiori
Cirurgiã-Dentista e Especialista em CTBMF pelo CFO
Mestrado e Doutorado em CTBMF pela FOP/UNICAMP
Preceptora do Programa de Residência e *Fellowship* em
CTBMF do Hospital dos Defeitos da Face da Cruz Vermelha Brasileira –
Filial do Estado de São Paulo

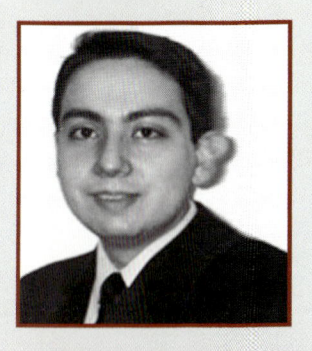

Fábio Ricardo Loureiro Sato
Cirurgião-Dentista e Administrador
Especialista em CTBMF pelo CFO
Mestrado e Doutorado em CTBMF pela FOP/UNICAMP
Preceptor do Programa de Residência e *Fellowship* em CTBMF do
Hospital dos Defeitos da Face da Cruz Vermelha Brasileira –
Filial do Estado de São Paulo

Apoio:

nivaa

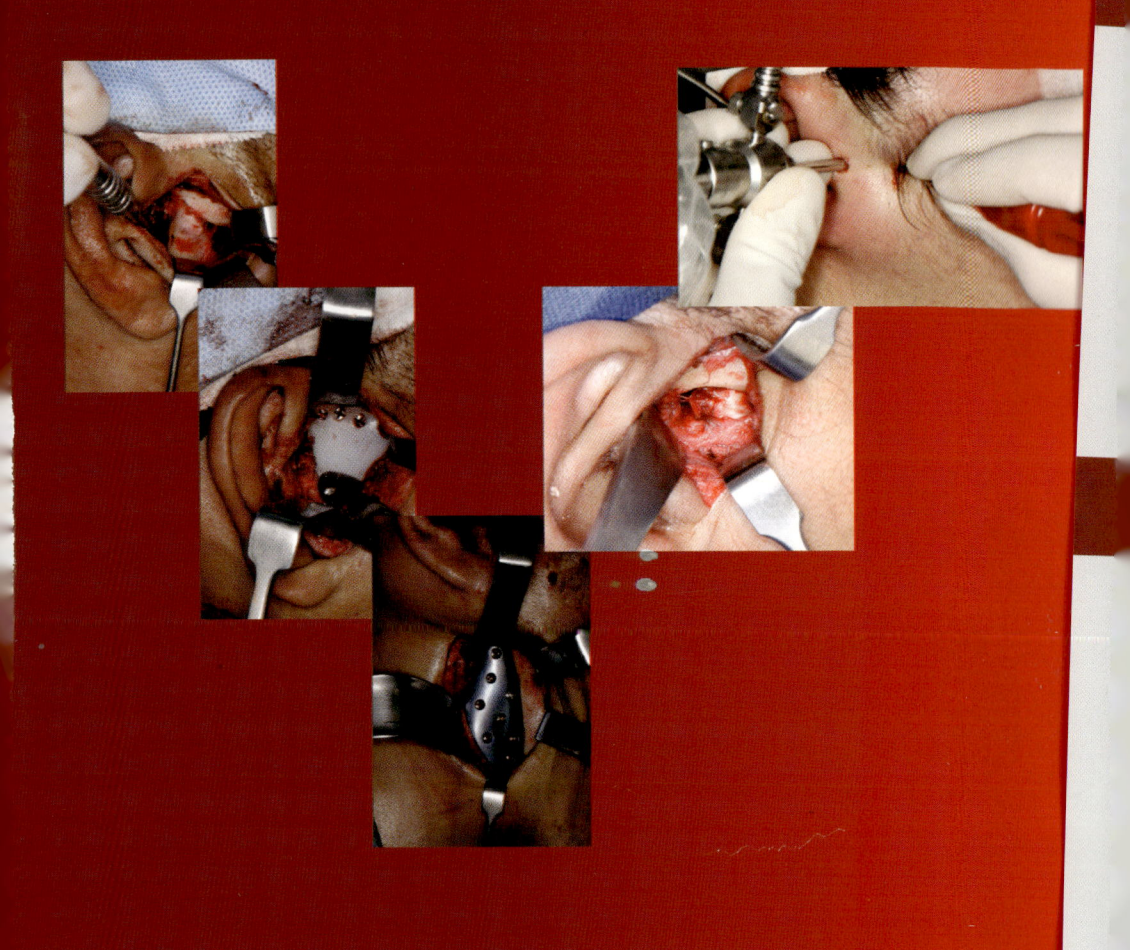

Atlas Colorido de Cirurgia da Articulação Temporomandibular

Atlas Colorido de Cirurgia da Articulação Temporomandibular

Roger Moreira

**Cirurgião-Dentista, Administrador, Advogado e Médico
Pós-Doutorado em CTBMF pela Universidade de Pittsburgh – EUA
Professor de CTBMF da Universidade de Pittsburgh – EUA
Preceptor do Programa de Residência e *Fellowship* em CTBMF do
Hospital dos Defeitos da Face da Cruz Vermelha Brasileira – SP**

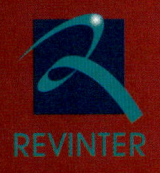

REVINTER

Atlas Colorido de Cirurgia da Articulação Temporomandibular
Copyright © 2015 by Livraria e Editora Revinter Ltda.

ISBN 978-85-372-0634-8

Todos os direitos reservados.
É expressamente proibida a reprodução
deste livro, no seu todo ou em parte,
por quaisquer meios, sem o consentimento,
por escrito, da Editora.

Contato com o autor:
ROGER MOREIRA
roger@rogermoreira.com.br
ÉRICA CRISTINA MARCHIORI
marchiori_erica@hotmail.com
FÁBIO RICARDO LOUREIRO SATO
frlsato@uol.com.br

CIP-BRASIL. CATALOGAÇÃO-NA-FONTE
SINDICATO NACIONAL DOS EDITORES DE LIVROS, RJ

M837a

    Moreira, Roger
       Atlas colorido de cirurgia da articulação temporomandibular / Roger Moreira. - 1. ed. - Rio de Janeiro : Revinter, 2015.
       il.

    Inclui bibliografia e índice
    ISBN 978-85-372-0634-8

    1. Técnicas operatórias - Atlas. 2. Operações cirúrgicas - Atlas. 3. Cirurgia - Atlas I. Título.

15-18994   CDD: 617.91
                                   CDU: 616-089

A responsabilidade civil e criminal, perante terceiros e perante a Editora Revinter, sobre o conteúdo total desta obra, incluindo as ilustrações e autorizações/créditos correspondentes, é do(s) autor(es) da mesma.

Livraria e Editora REVINTER Ltda.
Rua do Matoso, 170 – Tijuca
20270-135 – Rio de Janeiro – RJ
Tel.: (21) 2563-9700 – Fax: (21) 2563-9701
livraria@revinter.com.br – www.revinter.com.br

Dedicatória

"Dedico este livro à minha esposa Paula que me entusiasma a cada dia, aliviando meus problemas e auxiliando no meu crescimento profissional. Dedico também à minha mãe Julieta e aos meus irmãos Álvaro e Linda que ajudam a formar o pilar de estabilidade da minha vida. Aos meus professores Mark Ochs e Franklin Dolwick, sem os quais não poderia operar da forma que o faço."

Roger Moreira

Colaboradores

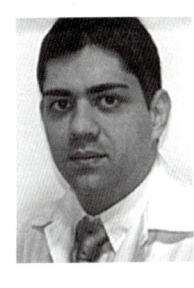

DANILLO RODRIGUES
Cirurgião-Dentista e Especialista em CTBMF pelo CFO
Mestrado e Doutorado em CTBMF pela FOP/UNICAMP
Fellowship em CTBMF pelo Hospital dos Defeitos da Face da Cruz Vermelha Brasileira – Filial do Estado de São Paulo

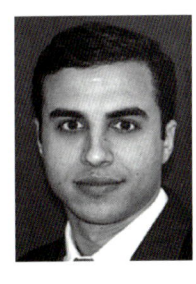

FERNANDO PANDO DE MATOS
Cirurgião-Dentista e Especialista em CTBMF pelo CFO
Mestrado em CTBMF pela USP – Ribeirão Preto, São Paulo
Fellowship em CTBMF pelo Hospital dos Defeitos da Face da Cruz Vermelha Brasileira – Filial do Estado de São Paulo

Agradecimentos

"A Deus, por me permitir o fôlego da vida. Por me conceder a honra de ser filha de quem sou, de ser irmã de alguém tão especial, de pertencer à família que pertenço. Aos meus pais, Sueli e Flávio, e aos meus queridos Daniel e Joel, por todo amor que me fazem sentir ao participarem da minha vida. Aos meus alunos e aos meus pacientes, meus sinceros agradecimentos."

Érica Marchiori

"Agradeço à minha família, em especial aos meus pais, Kikuo e Elizabeth, e a Carina e Beatriz, por me apoiarem em todos os momentos da minha vida. A todos os professores que, de alguma forma, participaram da minha formação profissional. E a todos os pacientes que permitiram se doar nessa trajetória de aprendizado na área de cirurgia da ATM."

Fábio Sato

"Agradeço a Deus pelo dom da vida e estar sempre presente iluminando os meus caminhos. A todos que tiveram participação no desenvolvimento deste livro e à equipe de cirurgia bucomaxilofacial do Hospital dos Defeitos da Face da Cruz Vermelha Brasileira – Filial do Estado de São Paulo, que me ajudaram a moldar os meus conhecimentos."

Danillo Rodrigues

"A Deus, por me dar saúde e por colocar pessoas abençoadas no meu caminho. Aos meus pais, José e Aralete, aos meus irmãos Rafael e Fábio, e à minha esposa Ana Clara, pelo apoio e incentivo incondicionais que sempre me deram para que eu pudesse realizar os meus sonhos. A todos os professores, pacientes e alunos que contribuíram para a minha formação e que continuam a ensinar-me diariamente."

Fernando Pando de Matos

"Gostaríamos de agradecer ao Professor Dr. Paulo Henrique Ferreira Caria do Departamento de Morfologia, Área de Anatomia da Faculdade de Odontologia de Piracicaba – FOP/Unicamp, pelo inestimável auxílio na obtenção das imagens do Capítulo 2."

Preface

The diagnosis and treatment of patient with temporomandibular joint disorders is one of the most challenging situations that the oral and maxillofacial surgeon has to do. The surgeon must not only consider the musculoskeletal conditions but also the contributing factors such as psychological and social issues. The signs and symptoms of muscular and temporomandibular joint condition overlap and frequently both muscle and joint conditions occur in the same patient. This often leads to a misdiagnosis and inappropriate treatment. There is no question that an accurate diagnosis and correct patient selection results in the best surgical treatment outcome.

This book presents simple and clear guidelines for the diagnosis and appropriate surgical treatments of patients with TMJ internal derangement and osteoarthritis. The treatments follow a logical sequence from arthrocentesis to arthroscopy to arthroplasty to alloplastic total joint replacement. This book presents information on how to select the most effective surgical options which will lead to the best surgical outcomes.

I believe this book will be a reference that significantly facilitates your diagnosis and surgical treatment of patients with temporomandibular joint disorders.

Professor Melvin Franklin Dolwick
Oral and Maxillofacial Surgery Division Head
Director of Hospital Dentistry for Shands Healthcare

Prefácio

O diagnóstico e tratamento dos pacientes com distúrbios da articulação temporomandibular é uma das situações mais desafiadoras que o cirurgião bucomaxilofacial tem de enfrentar. O cirurgião precisa não apenas considerar as condições musculoesqueléticas, mas também os fatores contributivos, tais como questões psicológicas e sociais. Os sinais e sintomas da musculatura e da articulação temporomandibular superpõem-se e, frequentemente, condições musculares e articulares ocorrem no mesmo paciente. Isto leva, muitas vezes, a um diagnóstico incorreto e tratamento inapropriado. Não há dúvida alguma de que um diagnóstico preciso e a seleção correta do paciente ocasionam o melhor resultado do tratamento cirúrgico.

Este livro apresenta diretrizes simples e claras para o diagnóstico e tratamentos cirúrgicos apropriados de pacientes com distúrbio interno da ATM e osteoartrite. Os tratamentos obedecem a uma sequência lógica desde a artrocentese à artroscopia e artroplastia até a substituição articular total aloplástica. Além disso, apresenta informação sobre como selecionar as mais efetivas opções cirúrgicas que conduzirão aos melhores resultados cirúrgicos.

Acredito que este livro será uma referência que facilitará significativamente o diagnóstico e o tratamento cirúrgico de pacientes com doenças da articulação temporomandibular.

Professor Melvin Franklin Dolwick
Oral and Maxillofacial Surgery Division Head
Director of Hospital Dentistry for Shands Healthcare

Sumário

1 Indicações para as Cirurgias da ATM de Acordo com o Diagnóstico
Fábio Ricardo Loureiro Sato ♦ Érica Cristina Marchiori ♦ Fernando Pando de Matos
Roger William Fernandes Moreira

Introdução 1
Alterações de Desenvolvimento 2
Deslocamentos Discais 2
Condições Inflamatórias 3
Condições Não Inflamatórias 3
Anquilose 5
Fraturas 6
Bibliografia 6

2 Considerações Anatômicas da ATM
Érica Cristina Marchiori ♦ Fernando Pando de Matos ♦ Fábio Ricardo Loureiro Sato
Roger William Fernandes Moreira

ATM – Conceito e Classificação 9
Componentes Articulares 9
Vascularização e Inervação 17
Bibliografia 24

3 Imaginologia da ATM
Érica Cristina Marchiori ♦ Fernando Pando de Matos ♦ Fábio Ricardo Loureiro Sato
Roger William Fernandes Moreira

Exames Complementares no Diagnóstico das DTMS 27
Descrição das Estruturas Anatômicas nos Exames de Imagem 29
Bibliografia 55

4 Artroscopia da ATM

Fábio Ricardo Loureiro Sato ♦ Érica Cristina Marchiori ♦ Fernando Pando de Matos
Roger William Fernandes Moreira

Introdução.	57
Indicações para o Tratamento Cirúrgico	57
Princípios Gerais das Cirurgias Artroscópicas	58
Equipamento e Instrumentais.	58
Descrição da Técnica Cirúrgica	59
Acidentes Transoperatórios	70
Complicações Pós-Operatórias	71
Bibliografia	72

5 Plicatura de Disco Articular da ATM

Érica Cristina Marchiori ♦ Fábio Ricardo Loureiro Sato ♦ Danillo Costa Rodrigues
Roger William Fernandes Moreira

Tratamento Cirúrgico das DTMS	73
Procedimento Cirúrgico	75
Complicações Pós-Operatórias	82
Bibliografia	93

6 Prótese de ATM

Fernando Pando de Matos ♦ Fábio Ricardo Loureiro Sato
Érica Cristina Marchiori ♦ Roger William Fernandes Moreira

Introdução.	95
Tipos de Reconstruções Disponíveis.	95
Indicações	96
Contraindicações.	97
Procedimento Cirúrgico	98
Complicações Pós-Operatórias	122
Bibliografia	122

Índice Remissivo 125

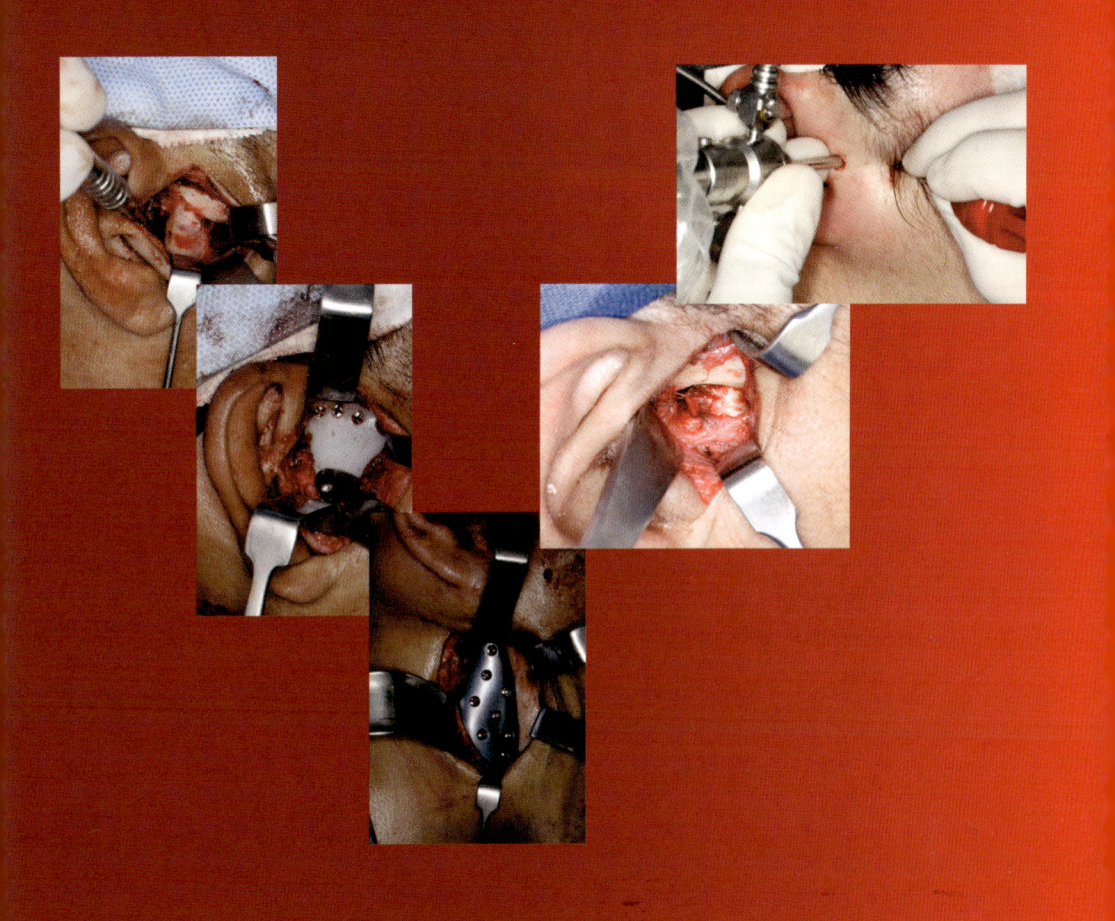

Atlas Colorido de Cirurgia da Articulação Temporomandibular

Indicações para as Cirurgias da ATM de Acordo com o Diagnóstico

Fábio Ricardo Loureiro Sato ♦ Érica Cristina Marchiori ♦ Fernando Pando de Matos
Roger William Fernandes Moreira

■ INTRODUÇÃO

Atualmente, encontramos um grande avanço em relação às técnicas cirúrgicas adotadas no tratamento das patologias que afetam a articulação temporomandibular (ATM), como o uso de tecnologia de ponta e técnicas minimamente invasivas. Entretanto, apesar dos avanços técnicos, a indicação do procedimento para cada caso ainda é motivo de grande discussão e divergência entre os profissionais.

Quando se discute qual técnica cirúrgica de ATM deve ser adotada, na realidade estamos discutindo qual patologia afeta a articulação, pois a decisão deve ser tomada com base nos dados clínicos de cada paciente, ou seja, no diagnóstico.

Existem algumas classificações disponíveis na literatura que nos ajudam a identificar os casos e a direcionar o tratamento disponível a cada um deles. De modo genérico, podemos classificar as disfunções temporomandibulares (DTMs) em dois grandes grupos: alterações intra-articulares e alterações musculares.

As alterações musculares (dor miofascial, miosite, miospasmo) apresentam boa resposta ao tratamento clínico e não há indicação cirúrgica para esses casos. Como não são casos cirúrgicos, não iremos abordá-los nesta obra.

Já as alterações intra-articulares, uma parcela importante dos casos, apresenta resposta positiva aos tratamentos clínicos. Por isso, deve-se sempre tentar um tratamento não cirúrgico inicialmente e, se necessário, empregar o tratamento cirúrgico. Essa filosofia de tratamento é chamada de escalonamento (iniciar pelos tratamentos reversíveis e não invasivos para posteriormente se avançar para os não reversíveis e invasivos).

Dessa forma, a tríade clássica para a tomada da decisão pelo tratamento cirúrgico da ATM é:

- Paciente apresentando dor severa em ATM e restrição da movimentação mandibular.
- A causa da dor é de etiologia intra-articular (sinovite, osteoartite, adesões).
- A terapêutica conservadora não obtuve sucesso.

As chamadas alterações intra-articulares também podem ser classificadas em alterações de desenvolvimento (hiperplasia, neoplasia), deslocamentos discais, condições inflamatórias, condições não inflamatórias, anquilose e fraturas.

■ ALTERAÇÕES DE DESENVOLVIMENTO

A alteração de desenvolvimento da ATM de maior prevalência é a hiperplasia condilar. Nesses casos, temos uma assimetria facial com mordida aberta do lado afetado, mordida cruzada no lado oposto e desvio de linha média mandibular para o lado sadio.

Radiograficamente encontramos aumento volumétrico do côndilo e alongamento do colo condilar do lado afetado. Nos casos de crescimento ativo, ao exame de cintilografia óssea, é possível detectar a hipercaptação, apesar da baixa especificidade do exame.

O tratamento para a hiperplasia condilar ativa é a condilectomia alta, em que a parte mais superior do côndilo (cerca de 10 mm) é removida. Nos casos inativos, somente a cirurgia ortognática é necessária.

De forma menos frequente, a ATM também pode ser afetada por neoplasias, como o osteocondroma, osteoma ou condromas. Radiograficamente são muito semelhantes à hiperplasia condilar, sendo o diagnóstico definitivo dado apenas por exame anatomopatológico. Nos casos de neoplasias, o tratamento cirúrgico consiste na remoção de todo o tumor com margens livres para se evitar recidiva. Como nesses casos se faz necessária a condilectomia, a reconstituição com enxertos ou prótese se faz necessária para a reconstrução anatômica e funcional da ATM.

■ DESLOCAMENTOS DISCAIS

As alterações relacionadas com os deslocamentos discais são classificadas em deslocamento com ou sem redução. O chamado deslocamento com redução representa um desalinhamento entre a posição côndilo-fossa-disco, onde o disco normalmente está em uma posição mais anterior, porém retorna à posição interposta correta entre côndilo-eminência articular no movimento de translação, com a geração um *click* ou estalido. Esse tipo de alteração é bastante comum e, em muitos casos, o paciente é totalmente assintomático.

O deslocamento de disco sem redução também é conhecido como *closed lock* e é caracterizado pela manutenção do desalinhamento do disco mesmo durante o movimento de translação. Nesses casos, o estalido é ausente e ocorre a diminuição da movimentação mandibular. Nos casos agudos, o paciente apresenta intensa sintomatologia dolorosa e restrição da movimentação mandibular. No entanto, pode haver cronificação do processo, com diminuição do quadro agudo de dor e melhora do trismo, além de modificações nas estruturas ósseas locais.

Com relação às propostas terapêuticas, o importante é ter em mente "que operamos pacientes e não exames de imagem". Pacientes que apresentam deslocamento de disco com redução respondem muito bem aos tratamentos cirúrgicos minimamente invasivos, como artrocentese e artroscopia, com melhora da sintomatologia dolorosa e abertura bucal. Isso não significa que os discos articulares estarão corretamente posicionados após o procedimento, porém melhora clínica importante é esperada. Trabalhos mostram que o reposicionamento discal é difícil sem uma técnica de plicatura (seja por via artroscópica ou cirurgia aberta), entretanto, a evolução para um quadro de deslocamento sem redução também não é muito comum.

Os casos de deslocamentos discais sem redução também respondem bem à artrocentese e artroscopia. Porém, como apresentam normalmente maiores alterações anatômicas, com degeneração óssea e frouxidão ligamentar, o risco de um segundo procedimento cirúrgico aumenta em relação ao deslocamento com redução, pois o risco de evoluir para um quadro de osteoartrite aumenta. Este procedimento adicional pode ser tanto uma nova cirurgia minimamente invasiva com cirurgia aberta.

Dois fatores são importantes para conscientizar tanto os profissionais como os pacientes: 1) pouco importa o posicionamento do disco, e sim os sinais e sintomas que o paciente apresenta; 2) estalidos estão ligados à questão da redução ou não do disco, e também tem pouca influência quanto à necessidade ou não de cirurgia.

■ CONDIÇÕES INFLAMATÓRIAS

São classificadas como sinovites e capsulites. A diferenciação entre ambas clinicamente é difícil, porém a sinovite é classificada como uma inflamação do tecido sinovial que reveste o interior da articulação, enquanto a capsulite é a inflamação dos tecidos e tendões ligados à cápsula da articulação.

Ambas respondem bem ao tratamento conservador e, principalmente, à artrocentese e artroscopia. Nesses casos, não existe indicação para a cirurgia aberta de ATM.

■ CONDIÇÕES NÃO INFLAMATÓRIAS

Estão relacionadas com os quadros de osteoartrites, que podem ser classificadas em primárias ou secundárias. O quadro de osteoartrite primária é aquele caracterizado por mudanças estruturais das superfícies articulares sem causa identificável. Já a osteoartrite secundária é aquela que apresenta uma provável causa de sobrecarga articular.

Quadro 1-1. Classificação dos quadros de osteoartrite

Estágio	Sintomas	Sinais	Imagem radiográfica	Opções de tratamento
Inicial	Dor muscular e articular	Sem alterações oclusais	Alterações discretas a moderadas em côndilo e eminência articular	1º) Conservador
	Função limitada			2º) Minimamente invasivo
	Crepitação			
Moderado	Dor muscular e articular	Oclusão tendência classe II	Côndilo e eminência articular planos	1º) Artroplastia
	Função limitada			2º) Reconstrução da ATM
	Crepitação			
Avançado	Dor muscular e articular	Oclusão classe II	Reabsorção condilar e da eminência articular	1º) Reconstrução da ATM
	Perda da função	Desenvolvimento de fibroancilose	Anquilose	
	Crepitação		Hipertrofia do coronoide	

Outro conceito relacionado com o de osteoartrite é o de osteoartrose. A osteoartrose é um quadro de osteoartrite, mas que começa apresentar também alterações de posicionamento do disco e do funcionamento normal da articulação.

Os quadros de osteoartrite podem ser classificados de acordo com os sinais e sintomas, bem como com a imagem radiográfica, sendo que para cada um desses quadros, temos uma modalidade de tratamento específica (Quadro 1-1).

Conforme o Quadro 1-1, constatamos que nos estágios iniciais da osteoartrite, sem alterações oclusais e com poucas mudanças anatômicas, o tratamento é realizado de forma conservadora ou minimamente invasiva.

Com o avanço do quadro de osteoartrite, quando as alterações anatômicas se tornam mais evidentes e iniciam-se as mudanças oclusais, o tratamento cirúrgico torna-se obrigatório, sendo possível a tentativa de tratamento menos agressivo, como apenas o reposicionamento discal, ou já partir para tratamentos mais radicais, ditos de salvação, que é a substituição da articulação.

Para os quadros avançados de osteoartrite, com alterações anatômicas, oclusais e funcionais importantes, o tratamento cirúrgico radical, com a substituição total da articulação, é o tratamento de escolha.

■ ANQUILOSE

O quadro de anquilose é manifestado pela não movimentação normal da mandíbula para o lado afetado e, normalmente, o paciente não apresenta quadro de sintomatologia dolorosa. Essa falta de translação da cabeça da mandíbula é decorrente de uma união fibrosa intra-articular ou realmente uma fusão entre os ossos da articulação e adjacências.

A etiologia da anquilose está relacionada normalmente com um histórico de trauma que afetou a região da ATM e cujo tratamento não foi o ideal, mas também pode estar relacionada com alterações sistêmicas, como doenças poliartríticas.

O tratamento para esses casos apresenta na literatura protocolos bem definidos e com bons resultados, consistindo na remoção da massa anquilótica e subsequente reconstrução, sendo que diversas técnicas são descritas para esse processo de reabilitação.

Em crianças, o uso de enxertos costocondrais ou esternoclaviculares é mais indicado, pois apresenta potencial de crescimento, evitando possível piora da assimetria facial com o passar dos anos. Já para os adultos, a reconstrução do uso de próteses totais de ATM parece ser o tratamento de escolha, pela menor morbidade do tratamento quando comparado ao uso de enxertos.

■ FRATURAS

O tema fraturas condilares é certamente um dos mais discutidos em relação às opções de tratamento. Normalmente, as fraturas condilares altas são tratadas de forma conservadora, com uso de bloqueio maxilomandibular (BMM) por 15 dias e posterior fisioterapia. No entanto, os casos de fraturas condilares baixas e subcondilares, principalmente aquelas com maior deslocamento, além dos casos de indicações relativa e absoluta, são tratados normalmente de forma cirúrgica, em virtude da maior previsibilidade de resultados, em termos oclusais e de abertura bucal.

Para finalizar, a Figura 1-1 resume as principais condições patológicas da ATM e suas respectivas formas de tratamento.

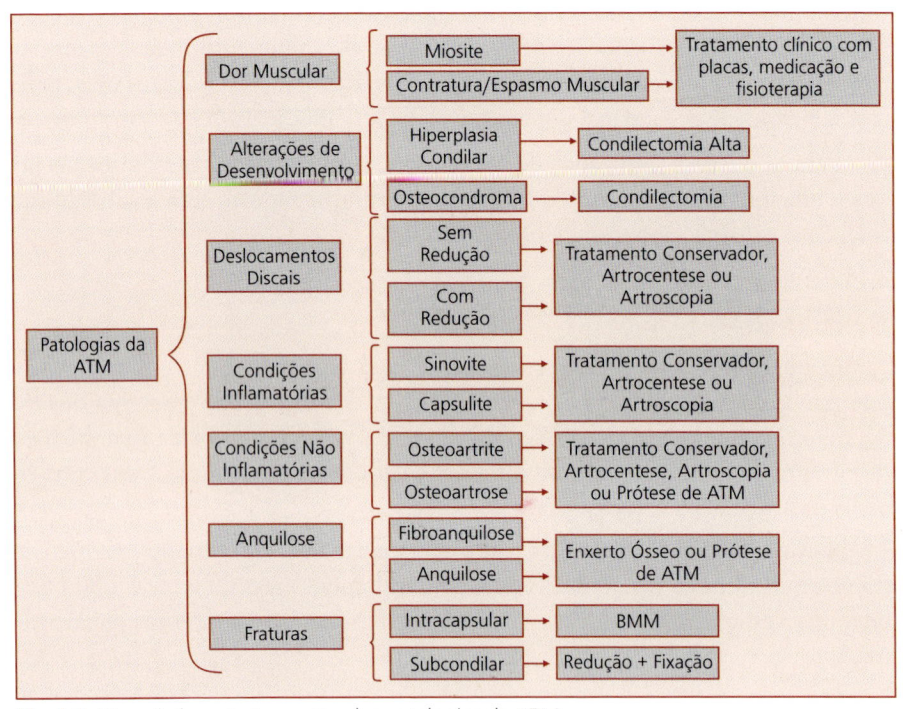

Fig. 1-1. Diagnóstico e tratamentos das patologias de ATM.

■ BIBLIOGRAFIA

Dolwick MF. The role of temporomandibular joint surgery in the treatment of patient with internal derangement. *Oral Surg Oral Med Oral Pathol Oral Radiol Endod* 1997;83:150-55.

Kaban LB, Perrott DH, Fisher K. A protocol for management of temporomandibular joint ankylosis. *J Oral Maxillofacial Surg* 1190;48:1145-51.

Kent JN, Carlton DM, Zide MF. Rheumatoid disease and related arthropathies. Surgical rehabilitation of the temporomandibular joint. *Oral Surg* 1986;61:423-39.

Mercuri LG. Osteoarthritis, osteoarthrosis, and idiopathic condylar resorption. *Oral Maxillofac Surg Clin North Am* 2008 May;20(2):169-83.

Nitzan DW. Dolwick MF, Martinez GA. Temporomandibular joint arthrocentesis: a simplified treatment for severe, limited mouth opening. *J Oral Maxillofac Surg* 1991;49:1163-67.

Reston JT, Turkelson CM. Meta-analysis of surgical treatments for temporomandibular articular disorders. *J Oral Maxillofac Surg* 2003 Jan.;61(1):3-10.

Considerações Anatômicas da ATM

2

Érica Cristina Marchiori ♦ Fernando Pando de Matos ♦ Fábio Ricardo Loureiro Sato
Roger William Fernandes Moreira

■ ATM – CONCEITO E CLASSIFICAÇÃO

A ATM é a articulação sinovial mais complexa do corpo humano e conecta a mandíbula ao crânio, bilateralmente, sendo responsável pela realização dos movimentos mandibulares. É classificada como **articulação sinovial**, pois possui uma substância lubrificante de revestimento, denominada líquido sinovial, revestida por uma membrana sinovial. Considerando-se o tipo de movimento realizado, a ATM pode ser classificada em articulação sinovial do tipo dobradiça ou gínglimo – movimentos de flexão e extensão; e artrodial ou trocoide – movimentos de deslize (rotação). Dessa forma, pode ser denominada de **articulação gínglimo-artrodial**. Durante a mastigação é considerada também uma **articulação bicondilar** – aquela que é formada pela união de duas estruturas ósseas convexas: tubérculo articular e cabeça do côndilo. E em razão da complexidade, apesar de não ser constituída por três ossos, é também classificada como **articulação composta**, funcionando o disco articular como uma terceira estrutura óssea.

■ COMPONENTES ARTICULARES

Os componentes articulares da ATM são: fossa mandibular e eminência articular (osso temporal), côndilo mandibular (mandíbula), disco articular, cápsula e ligamentos.

Estruturas Ósseas

Fossa Mandibular e Eminência Articular

Também denominada de cavidade glenoide, a fossa mandibular é formada por uma lâmina óssea papirácea (menos de 1 mm de espessura) e recebe o côndilo da mandíbula, separando a região da ATM da fossa média do crânio, que recebe o lobo temporal do cérebro. É uma estrutura côncava de forma ovoide que se estende a partir do declive posterior da eminência articular ao processo pós-glenoide (cume entre a fossa glenoide e o meato auditivo externo) com seu maior diâmetro em torno de 23 mm no sentido transversal. A eminência ou tubérculo articular é uma proeminência óssea transversal que é contínua em toda a superfície articular médio-lateralmente, sendo convexa anteroposteriomente. Possui duas vertentes: anterior (não articular) e posterior (articular), por onde o conjunto côndilo/disco desliza durante o movimento de translação até a porção mais inferior do tubérculo articular (Figs. 2-1 a 2-3).

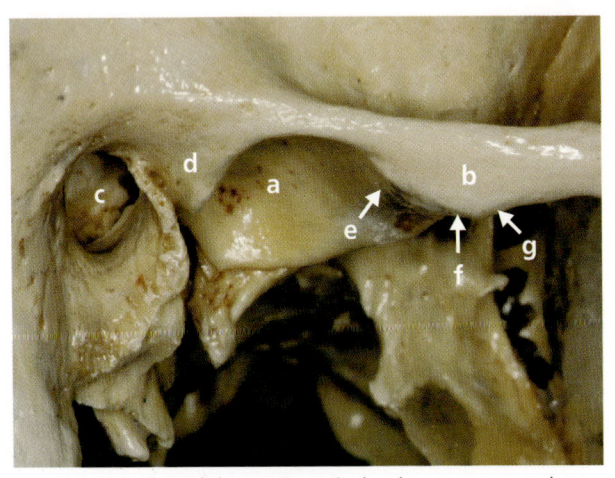

Fig. 2-1. Vista lateral da porção articular do osso temporal que pode ser dividida em duas partes: fossa mandibular (a) e eminência articular (b). Visualizam-se também: meato acústico externo (c), processo pós-glenoide (d), vertente posterior (e), extremidade inferior (f) e vertente anterior (g) da eminência articular.

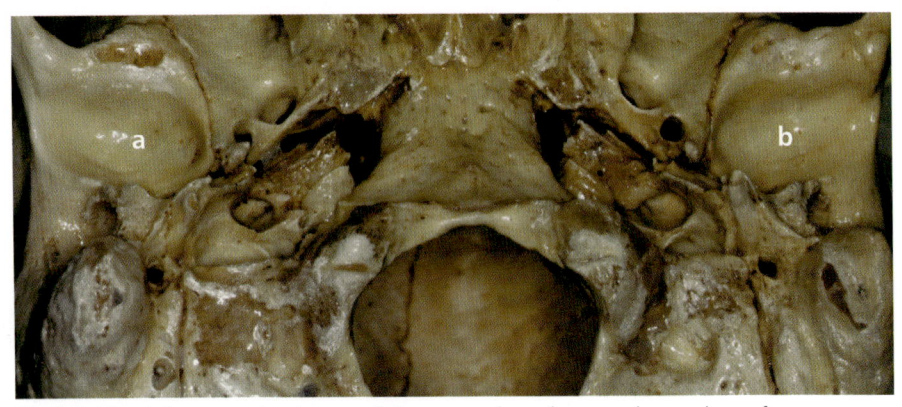

Fig. 2-2. Vista inferossuperior de um crânio seco onde podem ser observadas as fossas articulares: direita (a) e esquerda (b).

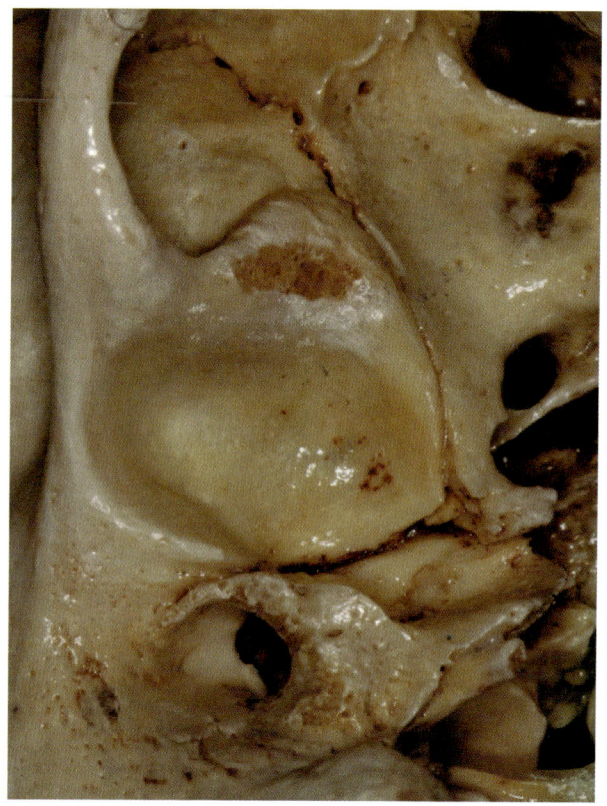

Fig. 2-3. Vista mais aproximada da porção articular do osso temporal (vista inferossuperior). É possível notar o formato ovoide ou elipsoide da fossa glenoide.

Côndilo Mandibular

O côndilo mandibular apresenta, aproximadamente, 15 a 20 mm de largura e 8 a 10 mm de dimensão anteroposterior. Possui uma superfície anterossuperior lisa, que é a própria superfície articular. Observam-se também dois polos: um medial, mais proeminente, onde se insere o ligamento colateral medial; e um polo lateral, onde se insere o ligamento colateral lateral. O colo mandibular, uma porção mais estreita e inferior, sustenta o côndilo mandibular e apresenta no seu aspecto anteromedial uma depressão, a fóvea pterigóidea, onde se insere o músculo pterigóideo lateral (Fig. 2-4).

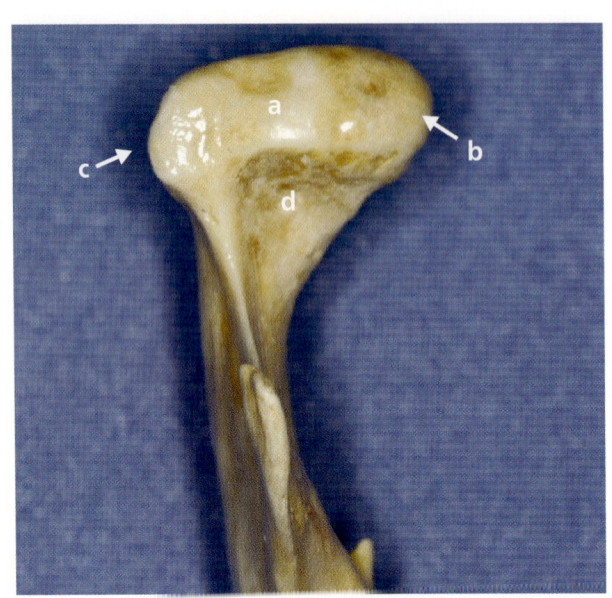

Fig. 2-4. Vista anterossuperior do processo condilar: superfície superior (articular) do côndilo (a), polo medial (b), polo lateral (c), fóvea pterigóidea (d).

Disco Articular

O disco articular é uma estrutura acessória da ATM e nem todas as articulações sinoviais possuem. Essas articulações são revestidas por cartilagem hialina e, quando possuem um disco ou menisco, como a articulação do joelho, também são constituídas por esse mesmo tipo de cartilagem. A ATM difere das outras articulações sinoviais, pois é revestida por fibrocartilagem em vez de cartilagem hialina. A fibrocartilagem, além de ser menos suscetível aos efeitos do envelhecimento e, dessa forma, apresentar menor probabilidade de desgaste com o tempo, apresenta maior capacidade regenerativa. Portanto, o disco articular é uma estrutura acessória, composto por fibrocartilagem, desprovido de vasos (avascular) e nervos (não possui inervação). Neste sentido, não responde com sintomatologia dolorosa ou inflamatória. Possui a função de proteger as superfícies ósseas articulares, evitando o seu desgaste, além de absorver impactos.

O disco articular apresenta certa elasticidade e resiliência, o que não significa que uma alteração em sua morfologia seja reversível. No corte sagital é bicôncavo e possui três partes (Figs. 2-5 a 2-7):

1. **Borda anterior:** liga-se ao feixe superior do músculo pterigóideo lateral.
2. **Zona intermediária:** região mais fina (1 a 2 mm).
3. **Borda posterior:** região mais espessa (2-2,8 mm) – une-se à zona bilaminar.

Capítulo 2 Considerações Anatômicas da ATM 13

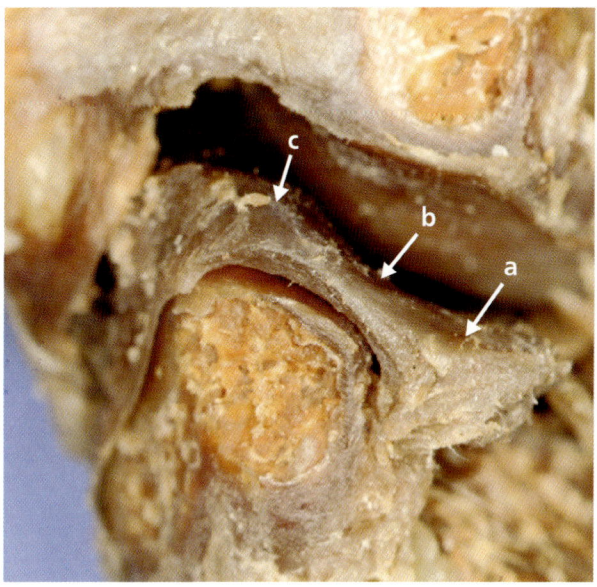

Fig. 2-5. Disco articular interposto entre o côndilo e a fossa glenoide. Borda anterior (a), zona intermediária (b) e borda posterior (c).

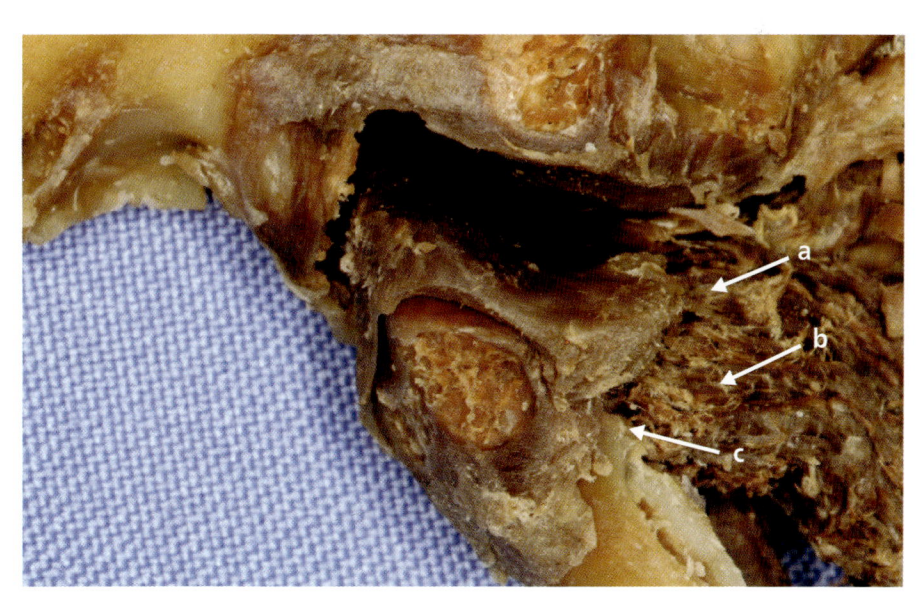

Fig. 2-6. Relação do disco articular com o músculo pterigóideo lateral: feixes superior (a) e inferior (b). Colo do côndilo mandibular (c).

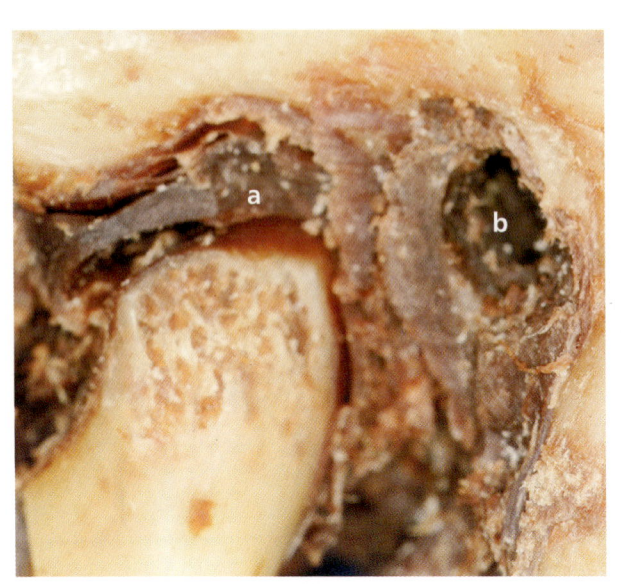

Fig. 2-7. Proximidade da ATM (a) com o meato acústico externo (b).

Além disso, o disco articular divide a ATM em dois compartimentos. O compartimento inferior ou infradiscal, que está situado entre a superfície superior da cabeça do côndilo mandibular e a superfície inferior do disco, é onde ocorre o movimento de rotação (protrusão e retrusão) mandibular (máximo de 20 mm de amplitude). Isto ocorre porque o disco se encontra conectado à cabeça do côndilo pelos ligamentos colaterais, o que permite que o complexo disco/côndilo sofra apenas rotação. O compartimento superior ou supradiscal está localizado entre a cavidade glenoide e a superfície superior da cabeça do côndilo mandibular, onde ocorre o movimento de translação (abertura e fechamento bucal). Isto ocorre porque o disco não se encontra preso à fossa mandibular, permitindo que o movimento de translação seja associado à rotação. Esses compartimentos são completamente isolados um do outro, razão pela qual o disco articular é classificado como disco e não como menisco. Este tem a forma de um disco incompleto, não isolando a articulação em dois compartimentos, como ocorre com a articulação do joelho.

A cartilagem articular, que envolve as superfícies articulares, também é composta por fibrocartilagem, e sua espessura é variável. É mais espessa na porção anterior do côndilo e na vertente posterior da eminência articular, que são os locais que receberão maior força de impacto, e menos espessa na região da fossa mandibular, já que o côndilo não exerce força diretamente nessa região.

A zona bilaminar ou (tecido retrodiscal) está conectada à borda posterior do disco articular. É um tecido conectivo, altamente vascularizado e inervado. Portanto, responde com sintomatologias dolorosa e inflamatória. A lâmina retrodiscal superior conecta a porção posterossuperior do disco à placa timpânica do osso temporal, e é composta por fibras elásticas, ou seja, possui certa mobilidade. Esse tecido desempenha papel fundamental na manutenção da posição do disco durante a função. A lâmina retrodiscal inferior liga a porção posteroinferior do disco ao côndilo mandibular, sendo composta por fibras colágenas e, portanto, é inextensível.

Cápsula Articular

A cápsula ou ligamento articular é constituída por tecido conectivo fibroso (rico em fibras colágenas) e reveste toda a articulação. Está conectada superiormente às bordas da fossa mandibular e eminência articular, e inferiormente conecta-se ao colo do côndilo mandibular (Figs. 2-8 e 2-9). Além disso, também se insere ao longo das margens do disco articular e, juntamente com os ligamentos colaterais, separa o espaço intra-articular em compartimentos supradiscal e infradiscal.

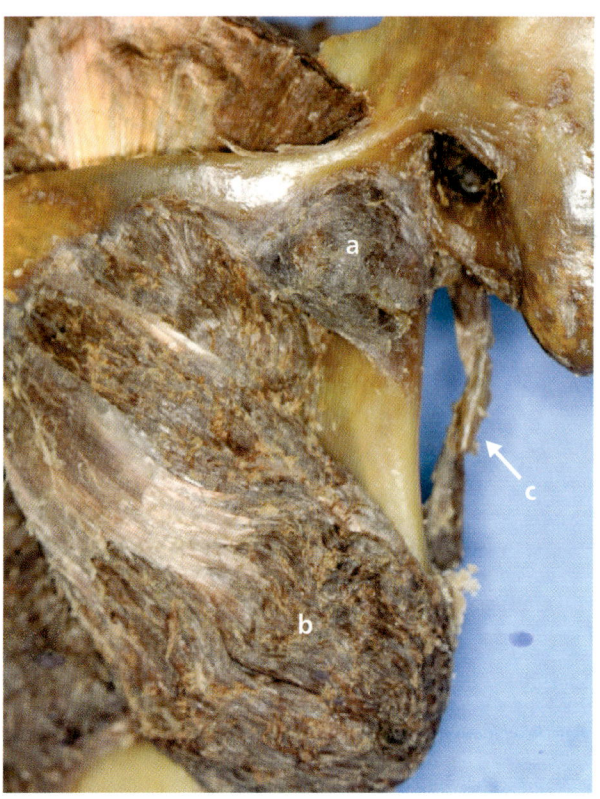

Fig. 2-8. Vista lateral da cápsula da ATM (a). Músculo masseter (b), ligamento estilomandibular (c).

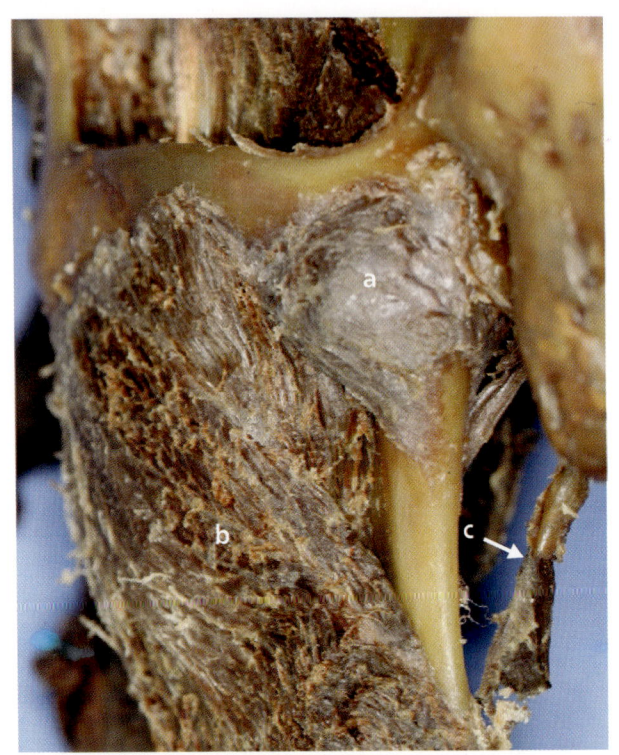

Fig. 2-9. Vista posterolateral da cápsula da ATM (a). Músculo masseter (b), ligamento estilomandibular (c).

É altamente vascularizada e inervada, e proporciona estímulo proprioceptivo sobre a posição e o movimento da articulação.

A superfície interna da cápsula articular é revestida por três a quatro camadas de células endoteliais especializadas que formam a membrana sinovial. São responsáveis pela produção do líquido sinovial ou sinóvia, que preenche os compartimentos supradiscal e infradiscal. O líquido sinovial é uma ultrafiltragem do plasma sanguíneo, composto principalmente por ácido hialurônico, que confere a viscosidade deste líquido, cuja função é de nutrir o disco e a cartilagem articular, além de lubrificar a articulação. Sua produção é constante e estimulada pela movimentação articular. Nesse sentido, grandes períodos de imobilização podem resultar em anquilose de ATM. Se não houver movimentação mandibular, não há fabricação de líquido sinovial. Logo, as cartilagens, que são avasculares e recebem nutrição a partir desse líquido começam a degenerar, havendo substituição das mesmas por tecido ósseo, resultando na anquilose temporomandibular.

Ligamentos

Ligamentos são estruturas fibrosas constituídas por tecido conectivo colagenoso, inextensíveis, que atuam passivamente limitando a amplitude dos movimentos articulares e, portanto, protegem a articulação. Essas estruturas não restringem o movimento normal da ATM, mas sim os movimentos anormais.

Os ligamentos **colaterais ou discais** conectam as bordas lateral e medial do disco articular aos polos lateral e medial do côndilo mandibular. Juntamente com a cápsula da ATM dividem o espaço intra-articular em compartimentos infradiscal e supradiscal, e atuam restringindo o movimento do disco fora do côndilo.

O ligamento **temporomandibular** é curto, largo e apresenta duas porções (Fig. 2-10). A parte externa oblíqua se estende da superfície externa da eminência articular e processo zigomático até a superfície externa do colo do côndilo. Atua limitando o movimento rotacional condilar. A parte interna horizontal se estende do mesmo local de origem da parte externa horizontalmente ao polo lateral do côndilo e parte posterior do disco. Atua limitando o movimento posterior dessas duas estruturas, protegendo a zona retrodiscal e evitando a distensão do músculo pterigóideo lateral.

O ligamento **esfenomandibular** se estende da espinha do osso esfenoide e se conecta à língula mandibular. Entre este e a face medial do ramo da mandíbula está o nervo alveolar inferior. É considerado um remanescente da cartilagem de Merckel, que origina a mandíbula e os ossos bigorna e martelo. Não possui ação significativa na restrição dos movimentos mandibulares.

O ligamento **estilomandibular** vai do processo estiloide do osso temporal até o ângulo mandibular (Figs. 2-8 e 2-9). É considerado um espessamento da fáscia que reveste a glândula parótida (fáscia cervical profunda), e atua limitando a protrusão mandibular.

■ VASCULARIZAÇÃO E INERVAÇÃO

A vascularização da ATM se dá, principalmente, por ramos arteriais emitidos pelas artérias terminais da artéria carótida externa: as artérias temporal superficial e maxilar. A **artéria temporal superficial** é emitida no interior da glândula parótida, assume um trajeto ascendente entre o colo do côndilo mandibular e o meato acústico externo juntamente com a veia temporal superficial e o nervo auriculotemporal. Cruza o arco zigomático superficialmente, terminando em ramos parietais e frontais, sendo fonte comum de sangramento no transoperatório. Segundo Greene *et al.* (1989) a distância média dos vasos temporais superficiais, a partir do aspecto posterior do *tragus*, é de aproximadamente 12,8 mm, com alguma variação nessa medida, que pode levar a hemorragias e até à formação de fístulas arteriovenosas por erros no momento da punção, quando realizada. Ainda no interior da glândula parótida emite a **artéria transversa da face**, que corre lateralmente entre a borda inferior do arco zigomático e ducto parotídeo, terminando na região do corpo do osso zigomático. Emite ramos articulares que irrigam a porção lateral da ATM. A artéria temporal superficial ainda emite a **artéria auricular anterior**, que irriga a porção posterior da ATM, parte anterior do pavilhão auricular, meato acústico externo e lóbulo da orelha. A **artéria maxilar** é o maior dos ramos terminais da carótida externa. Origina-se posteriormente ao colo do côndilo mandibular, corre entre este e o ligamento esfenomandibular, atravessa a fossa infratemporal e termina na fossa pterigomaxilar, onde penetra no forame esfenopalatino (Figs. 2-10 a 2-12). Essa artéria emite três

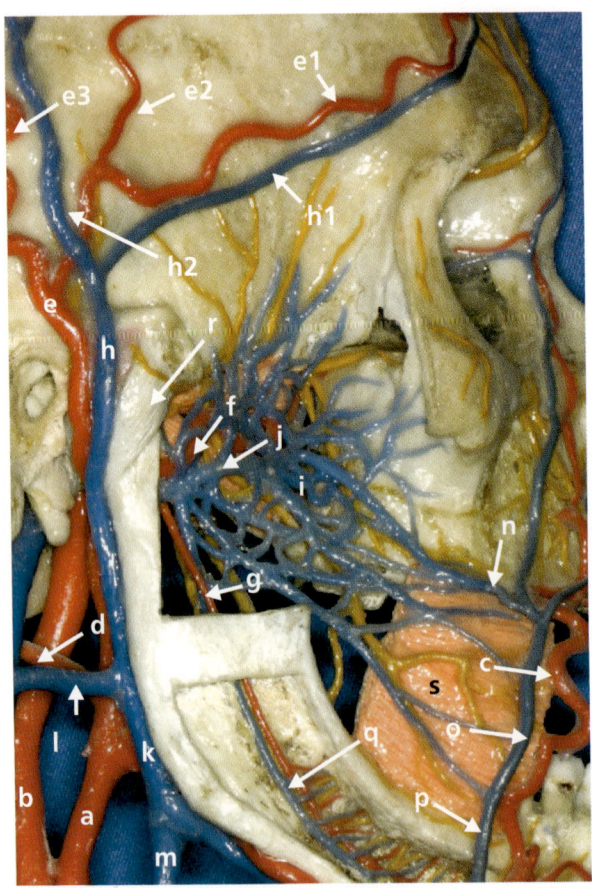

Fig. 2-10. Relação da ATM com os vasos sanguíneos e artérias da face – vista lateral.
Artéria carótida externa (a). Artéria carótida interna (b). Artéria facial (c). Artéria occipital (d). Ramos terminais da artéria carótida externa: 1) artéria temporal superficial (e): ramos frontais (e1), ramos parietais (e2) e ramos temporais (e3); 2) artéria maxilar (f). Artéria alveolar inferior (g). Veia temporal superficial (h): ramos frontais (h1) e ramos temporais (h2). Plexo venoso pterigóideo (i). Veia maxilar (j). Veia retromandibular (k). Veia auricular posterior (l). Veia jugular externa (m). Veia facial profunda (n). Veia facial (o). Veia facial comum (p). Veia alveolar inferior (q). Ligamento temporomandibular (r). Músculo bucinador (s).

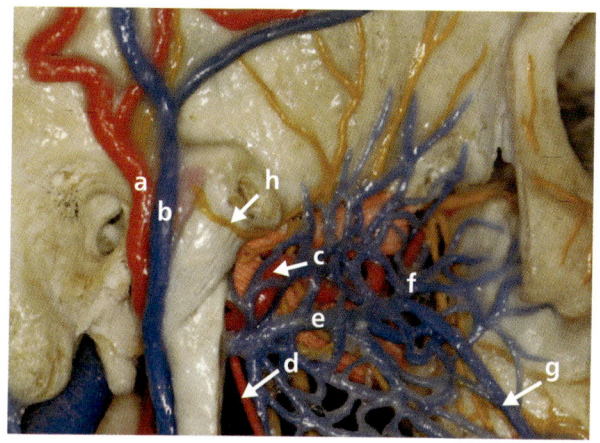

Fig. 2-11. Relação da ATM com os vasos sanguíneos e artérias da face – vista aproximada. Artéria temporal superficial (a). Veia temporal superficial (b). Artéria maxilar (c). Artéria alveolar inferior (d). Veia maxilar (e). Plexo venoso pterigóideo (f). Veia facial profunda (g). Nervo auriculotemporal (h).

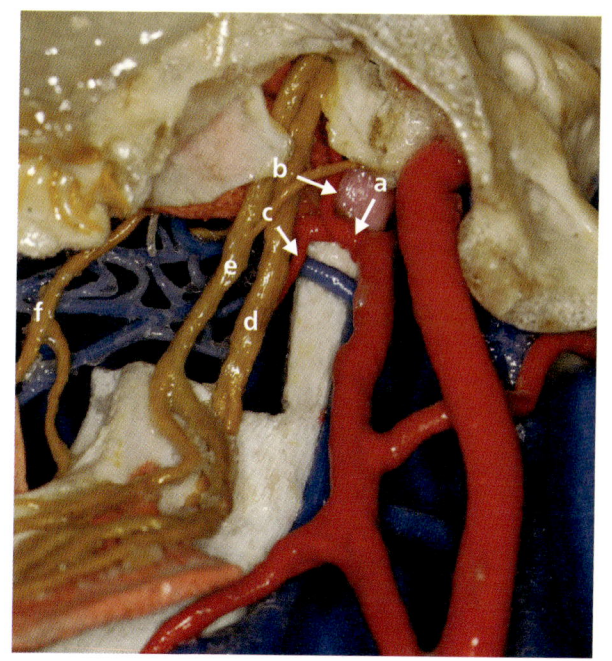

Fig. 2-12. Relação da ATM com os vasos e nervos – vista medial. Artéria maxilar (a). Artéria meníngea média (b). Artéria alveolar inferior (c). Nervo alveolar inferior (d). Nervo lingual (e). Nervo massetérico (f).

ramos que se relacionam com a ATM: as **artérias timpânicas anterior** e **auricular profunda**, que conferem irrigação à porção medial da ATM, e a **artéria temporal profunda posterior**, que irriga a porção anterior da ATM. Além disso, a **artéria auricular posterior**, um dos ramos posteriores da carótida externa, também contribui com a irrigação da região posterior da articulação.

A drenagem venosa da ATM é realizada pelas **veias temporal superficial e maxilar** (formada pela confluência das veias que formam o plexo venoso pterigóideo), que se unem no parênquima da glândula parótida para formar a **veia retromandibular**.

Os nervos que se relacionam com a ATM são os ramos do nervo trigêmeo (V par de nervos cranianos) e do nervo facial (VII par de nervos cranianos). O nervo trigêmeo, maior dos nervos cranianos, é um nervo misto, responsável pelas inervações sensitivas da cabeça e motora dos músculos da mastigação. Subdivide-se em três porções principais: nervos oftálmico, maxilar e mandibular. O nervo mandibular emerge pelo forame oval e emite vários ramos, dentre eles aqueles que relacionam-se com a ATM: o nervo massetérico ou masseterino, o temporal profundo posterior e o auriculotemporal. O **nervo massetérico** é um nervo misto que cruza a incisura mandibular e confere inervação motora ao músculo masseter. Além disso, emite um ramo sensitivo à cápsula da ATM e emite informação proprioceptiva sobre o posicionamento das estruturas intra-articulares. Da mesma forma que o nervo massetérico, o **nervo temporal profundo posterior** é um nervo misto que fornece inervação motora para a região posterior do músculo temporal e inervação sensitiva à cápsula da ATM. Manifesta-se assim que o nervo mandibular emerge do forame oval, assume um trajeto ascendente, cruzando o arco zigomático, emite ramos sensitivos à ATM e penetra no músculo temporal.

O **nervo auriculotemporal** também é ramo do nervo mandibular. É um ramo sensitivo que inicialmente faz uma alça ao redor da artéria meníngea média, circunda o côndilo posteriormente, penetra na glândula parótida (ao nível da ramificação da artéria carótida externa em seus ramos terminais: temporal superficial e maxilar), onde mantém íntima relação com a artéria e veia temporal superficial. Emerge da glândula juntamente com esses vasos, assumindo um trajeto ascendente entre o côndilo e o meato acústico externo, emitindo ramos auriculares, parotídeos e articulares (ATM). Por fim, cruza a raiz do arco zigomático onde termina em sub-ramos temporais que inervam sensitivamente a pele das têmporas (Figs. 2-13 a 2-16). Portanto, este nervo fornece inervação sensitiva para a ATM, orelha média, meato acústico externo, pavilhão auricular e pele da região temporal. Além disso, durante o seu percurso, recebe fibras secretomotoras, que são fibras pós-ganglionares parassimpáticas do nervo glossofaríngeo (IX par de nervos cranianos), além de fibras simpáticas do plexo nervoso da artéria meníngea média, que são destinadas às glândulas parótida e sudorípara.

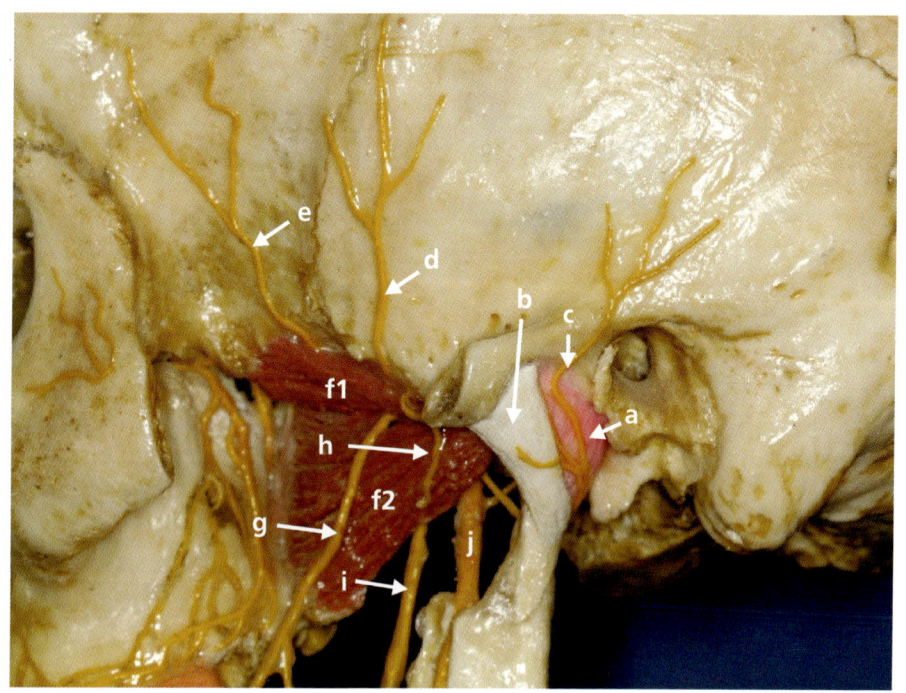

Fig. 2-13. Vista lateral da ATM e dos ramos terminais do nervo trigêmeo. Cápsula articular (a). Ligamento temporomandibular (b). Nervo auriculotemporal (c). Nervo temporal profundo posterior (d). Nervo temporal profundo anterior (e). Músculo pterigóideo lateral: feixes superior (f1) e inferior (f2). Nervo bucal (g). Nervo massetérico (h). Nervo lingual (i). Nervo alveolar inferior (j).

O **nervo facial** também é um nervo misto, apresentando uma raiz motora maior e mais calibrosa, responsável pela inervação dos músculos da expressão facial. Penetra no canal facial do osso temporal através do meato acústico interno, e emerge dele através do forame estilomastóideo, penetrando no interior da glândula parótida sem inervá-la. Ainda dentro da glândula, subdivide-se em troncos temporofacial e cervicofacial, a uma distância de 1,5 a 2,8 mm da margem inferior do MAE, que terminam originando ramos temporais, zigomáticos, bucais, marginal mandibular e cervicais. A presença dos **ramos temporais** é particularmente importante, quando cirurgias de ATM são programadas, uma vez que esses nervos dirigem-se superoanteriormente, cruzando o arco zigomático (Fig. 2-17). Greene *et al.* (1989) descreveram uma distância média de 22,5 mm destes ramos da região posterior do *tragus* ao ponto em que cruzam o arco zigomático, com variação entre 16 e 29 mm. Já Al-Kayat & Bramley (1979) relataram uma distância média de 20 mm dessa porção até a porção anterior do MAE, com variação entre 8 e 35 mm. Dessa forma, a incisão pré-auricular deve ser realizada à frente do MAE não mais do que 8 mm, o que evita, portanto, a lesão nervosa.

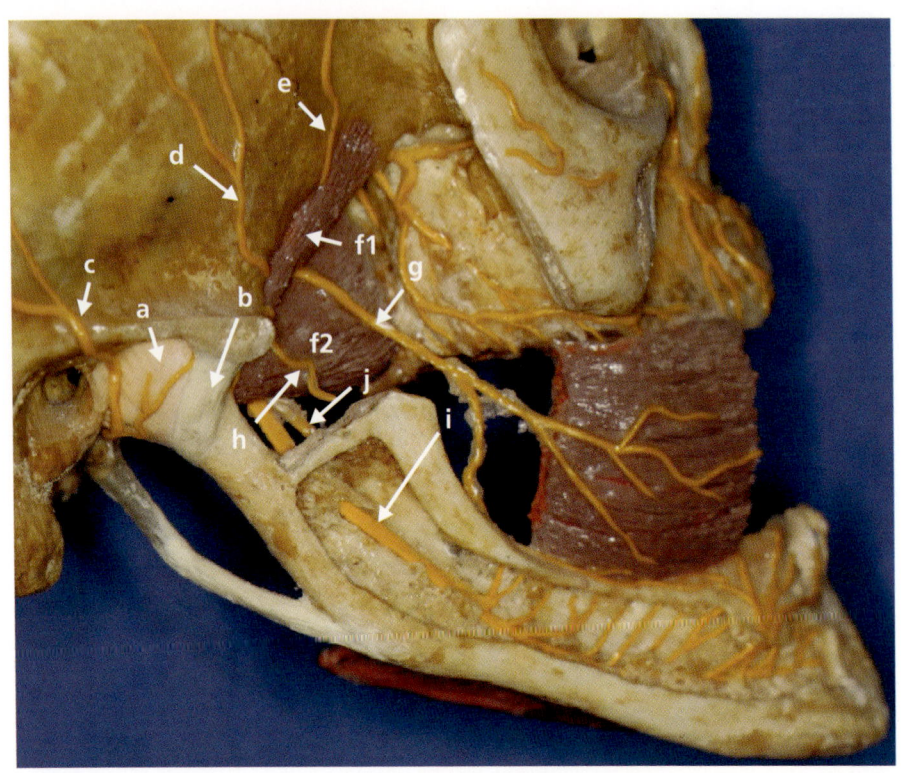

Fig. 2-14. Vista lateral da ATM e dos ramos terminais do nervo trigêmeo. Cápsula articular (a). Ligamento temporomandibular (b). Nervo auriculotemporal (c). Nervo temporal profundo posterior (d). Nervo temporal profundo anterior (e). Músculo pterigóideo lateral: feixes superior (f1) e inferior (f2). Nervo bucal (g). Nervo massetérico (h). Nervo alveolar inferior (i). Nervo lingual (j).

Capítulo 2   Considerações Anatômicas da ATM   23

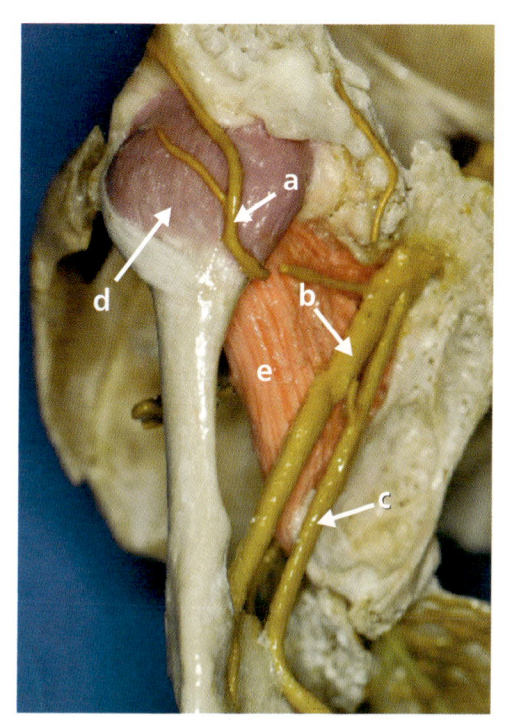

Fig. 2-15. Vista posterior – relação da ATM com o nervo auriculotemporal (a), nervo alveolar inferior (b) e nervo lingual (c). Cápsula articular (d). Músculo pterigóideo lateral (e).

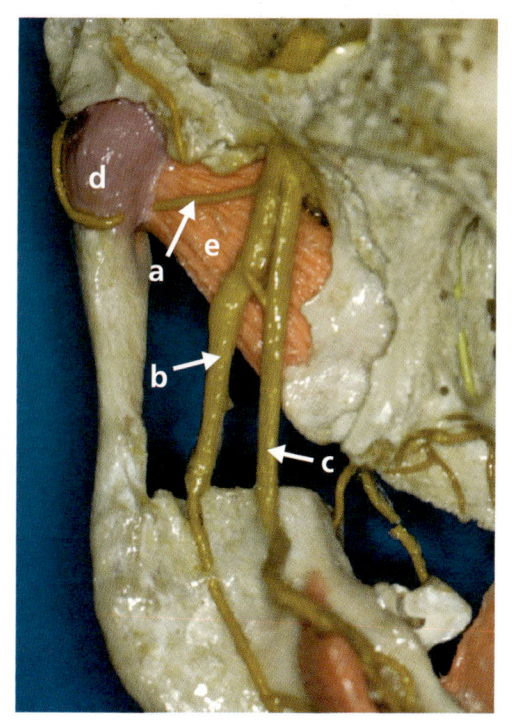

Fig. 2-16. Vista posterolateral – relação da ATM com o nervo auriculotemporal (a), nervo alveolar inferior (b) e nervo lingual (c). Cápsula articular (d). Músculo pterigóideo lateral (e).

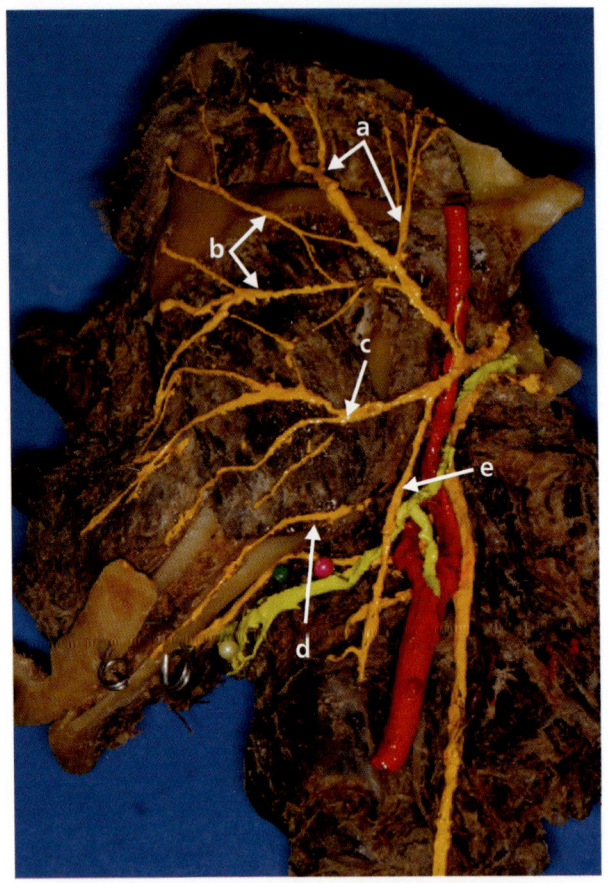

Fig. 2-17. Distribuição dos ramos do nervo facial: ramos temporais (a), zigomáticos (b), bucais (c), marginal mandibular (d) e cervical (e).

■ BIBLIOGRAFIA

Ál-Kayat A, Bramley P. A modified pre-auricular approach to the temporomandibular joint and malar. *Arch Brit J Oral Surg* 1979;17:91-103.

Cuccia AM *et al.* The arterial blood supply of the temporomandibular joint: an anatomical study and clinical implications. *Imaging Sci Dent* 2013;43(1):37-44.

Dolwick MF *et al.* Diagnosis and Management of Temporomandibular Joint Pain and Mastigatory Dysfunction. *In:* Miloro M *et al. Principles of oral and maxillofacial surgery.* London: BC Decker, 2004. p. 859-68.

Ellis III E, Zide M. *Acessos cirúrgicos ao esqueleto facial.* São Paulo: Santos, 2006, 252p.

Gray C, Goss CM. *Anatomia.* Rio de Janeiro: Guanabara Koogan, 1998, 1147p.

Greene MW, Hackney FL, Van Sickels JE. Arthroscopy of the temporomandibular joint: an anatomic perspective. *J Oral Maxillofac Surg* 1989;47(4):386-89.

Gulekon IN *et al.* Variations in the anatomy of the auriculotemporal nerve. *Clin Anat* 2005;18(1):15-22.

Isberg A. *Disfunção da articulação temporomandibular – Um guia para o clínico.* São Paulo: Artes Médicas, 2005, 197p.

Komarnitki I *et al.* Clinical anatomy of the auriculotemporal nerve in the area of the infratemporal fossa. *Folia Morphol* 2012;71(3):187-93.

Madeira MC. *Anatomia da face: bases anátomo-funcionais para a prática odontológica.* São Paulo: Sarvier, 2001, 174p.

Mérida-Velasco JR *et al.* The posterior segment of the temporomandibular joint capsule and its anatomic relationship. *J Oral Maxillofac Surg* 2007;65(1):30-33.

Moore KL, Dalley AF. *Anatomia orientada para a clínica.* Rio de Janeiro: Guanabara Koogan, 2007, 1021p.

Netter FH. *Atlas de anatomia humana.* Rio de Janeiro: Elsevier, 2008, 640p.

Quinn PD. Surgical aproaches to the temporomandibular joint. *In:* Quinn PD. *Color atlas of temporomandibular joint surgery.* St Louis: Mosby, 1998. p. 30-54.

Rosenbauer KA *et al. Anatomia clínica de cabeça e pescoço aplicada à odontologia.* Porto Alegre: Artmed, 2001, 320p.

Sava A, Scutariu M. Functional anatomy of the temporo-mandibular joint (II). *Rev Med Chir Soc Med Nat Lasi* 2012;116(4):1213-17.

Sobotta J. Editado por: Putz R, Pabst R. *Atlas de anatomia humana – Sobotta.* Volume 1. Rio de Janeiro: Guanabara Koogan, 2006, 840p.

Teixeira LMS *et al. Anatomia aplicada à odontologia.* Rio de Janeiro: Guanabara Koogan, 2008, 454p.

Imaginologia da ATM 3

Érica Cristina Marchiori ♦ Fernando Pando de Matos ♦ Fábio Ricardo Loureiro Sato
Roger William Fernandes Moreira

■ EXAMES COMPLEMENTARES NO DIAGNÓSTICO DAS DTMs

Os exames complementares são de extrema importância para o diagnóstico das patologias que acometem a ATM, bem como para o planejamento do tratamento. Auxiliam na investigação do estágio atual da doença e na investigação da etiologia, em alguns casos.

Os exames mais comumente solicitados são a Tomografia Computadorizada (TC) e a Ressonância Magnética Nuclear (RMN). A TC em seus cortes coronais, axiais e sagitais, bem como a reconstrução em 3 dimensões (3D), tem por objetivo avaliar as partes ósseas da ATM: cavidade glenoide, eminência articular e côndilo mandibular. É possível detectar a presença de erosões, osteófitos e cistos subcondrais, reabsorção condilar, hipo ou hiperexcursão condilar, redução do espaço intra-articular, perda de corticalização condilar e da eminência articular, além de anquilose. `

Uma de suas vantagens é a possibilidade de confecção de modelos estereolitográficos, que permitem planejamentos mais precisos em casos extensamente degenerativos e anquilose, além da confecção de próteses de ATM customizadas, quando necessário.

A RMN é um exame não invasivo que utiliza um campo magnético para a obtenção da imagem. Seus cortes sagitais e coronais fornecem informações sobre a condição dos tecidos moles da articulação, incluindo disco articular, músculos, ligamentos, cartilagem e cápsula articular, apesar de fornecerem boa visualização dos tecidos ósseos. Além disso, a porção medular do tecido ósseo também é bem visualizada. Nos cortes sagitais é possível identificar deslocamentos anteroposteriores do disco, ao passo que os cortes coronais permitem a identificação de deslocamentos médio-laterais. Os cortes axiais são pouco úteis. Além disso, não é necessário a utilização de contraste intravenoso para a avaliação da ATM, salvo em casos de suspeita de malformações vasculares e tumores.

Os cortes podem ser realizados em sequências ponderadas de T1 e T2. As imagens de T1 fornecem excelente detalhamento anatômico, sendo possível identificar formato alterado do disco articular, podendo sugerir uma possível perfuração discal (esta só é possível de ser visualizada no transoperatório); além de deslocamento do disco com ou sem redução. Quanto maior o teor de gordura tecidual, mais radiopaco e brilhante irá aparecer na imagem. Já as imagens T2 são indicadas para a identificação de processos inflamatórios, como derrame articular e inflamação sinovial, que aparecem com aspecto radiopaco brilhante. Portanto, quanto maior o teor de água do tecido, maior a radiopacidade e brilho da imagem. A parte óssea, por exemplo, possui baixa quantidade de água, e no corte T2 aparece, portanto, uma imagem escura.

Uma de suas desvantagens é a possibilidade de claustrofobia em certos pacientes, além de ser contraindicada em pacientes portadores de implantes metálicos, como marca-passos. Em conjunto com o exame físico do paciente, esses exames fornecem informações valiosas para o diagnóstico e a elaboração do plano de tratamento.

■ DESCRIÇÃO DAS ESTRUTURAS ANATÔMICAS NOS EXAMES DE IMAGEM

Ressonância Magnética (Figs. 3-1 a 3-11)

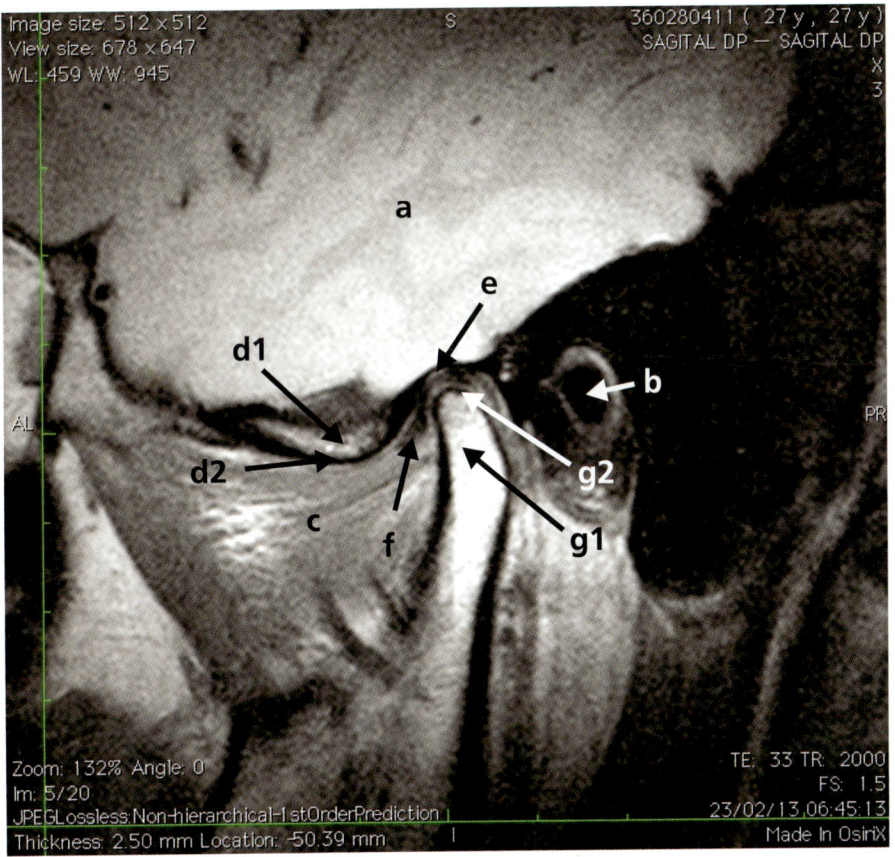

Fig. 3-1. Corte sagital de RMN – boca fechada (T1): o disco articular está em sua posição normal entre o côndilo mandibular e a fossa glenoide (posição de 12 horas, em que a banda posterior do disco articular coincide com a superfície superior do côndilo mandibular). Lobo temporal do cérebro (a). Meato acústico externo (b). Músculo pterigóideo lateral (c). Eminência articular: medular óssea (d1) e cortical óssea (linha radiolúcida – d2). Fossa mandibular (e). Disco articular (f). Côndilo mandibular: medular óssea (g1) e cortical óssea (linha radiolúcida – g2).

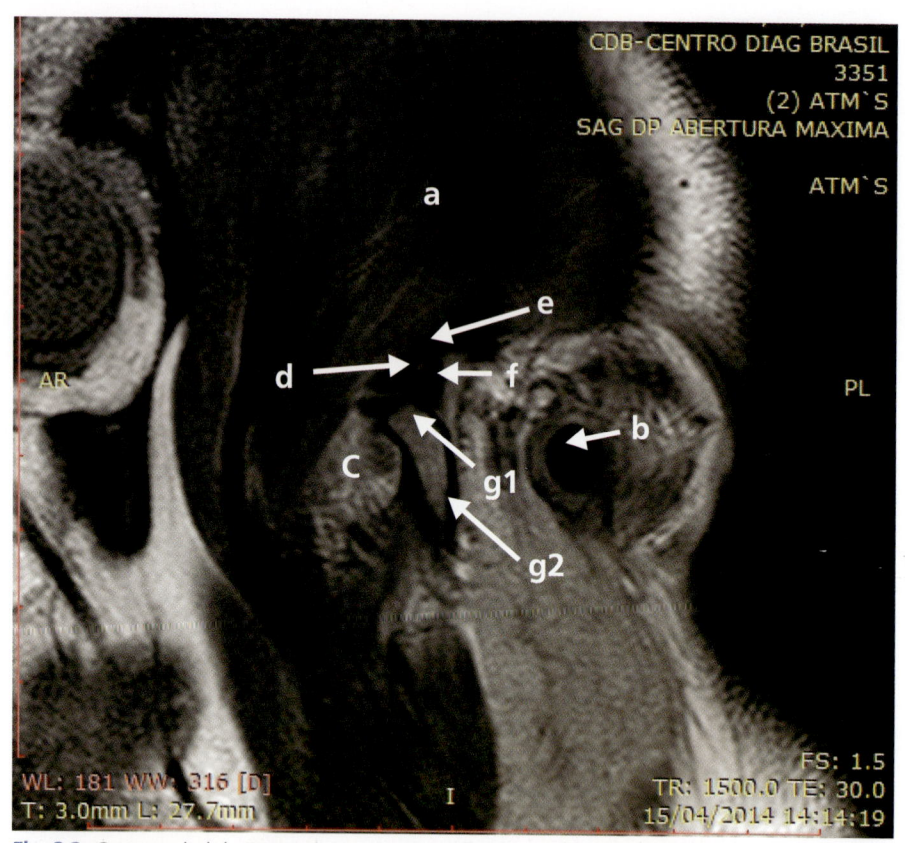

Fig. 3-2. Corte sagital de RMN – boca aberta (T1): o disco articular está em sua posição normal entre o côndilo mandibular e a fossa glenoide. Músculo temporal (a). Meato acústico externo (b). Músculo pterigóideo lateral (c). Eminência articular (d). Fossa mandibular (e). Disco articular (f). Côndilo mandibular: medular óssea (g1) e cortical óssea (g2).

Capítulo 3 Imaginologia da ATM 31

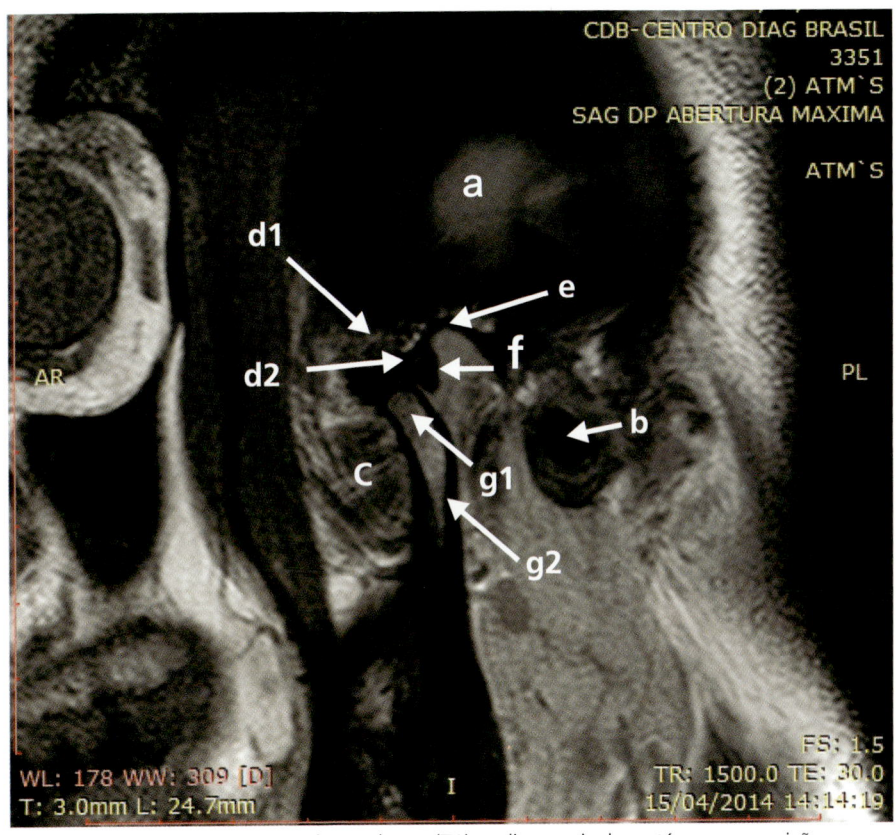

Fig. 3-3. Corte sagital de RMN – boca aberta (T1): o disco articular está em sua posição normal entre o côndilo mandibular e a fossa glenoide. Lobo temporal do cérebro (a). Meato acústico externo (b). Músculo pterigóideo lateral (c). Eminência articular: medular óssea (d1) e cortical óssea (d2). Fossa mandibular (e). Disco articular (f). Côndilo mandibular: medular óssea (g1) e cortical óssea (g2).

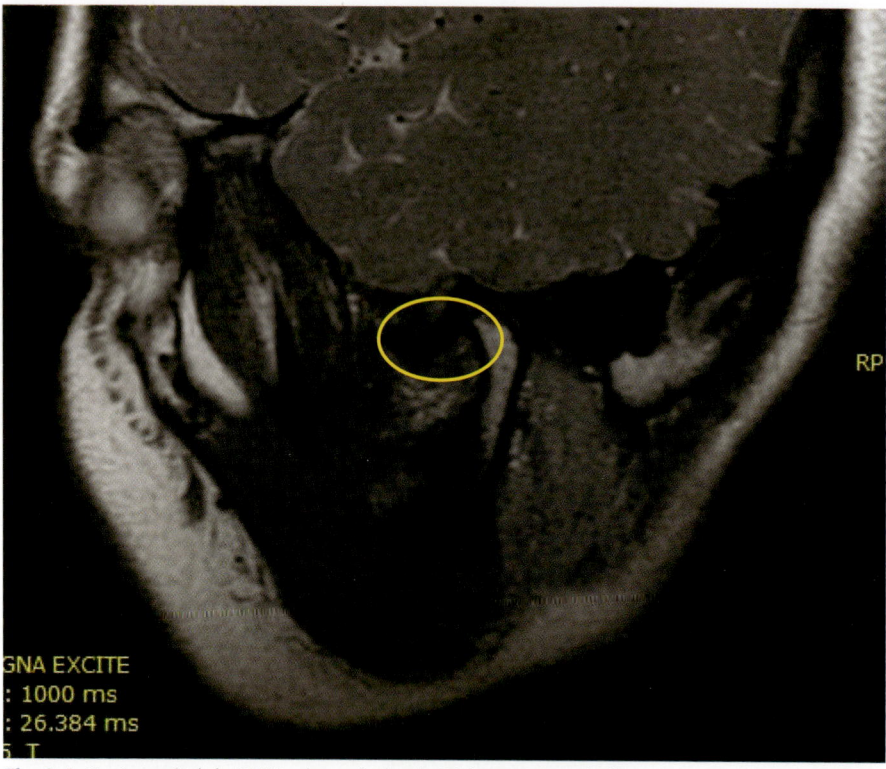

Fig. 3-4. Corte sagital de RMN – boca fechada (T1): nota-se o deslocamento anterior do disco com a boca fechada.

Capítulo 3   Imaginologia da ATM   33

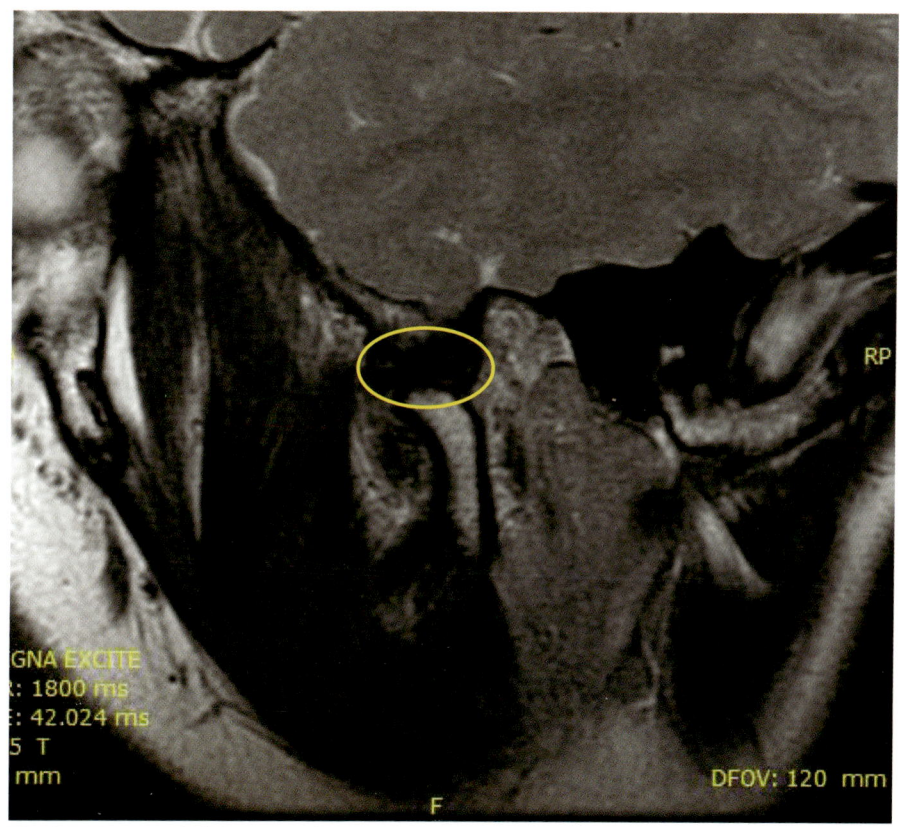

Fig. 3-5. Corte sagital de RMN – boca aberta (T1): o disco assume sua posição normal entre o côndilo e a fossa glenoide. Portanto, observa-se o deslocamento anterior de disco com redução.

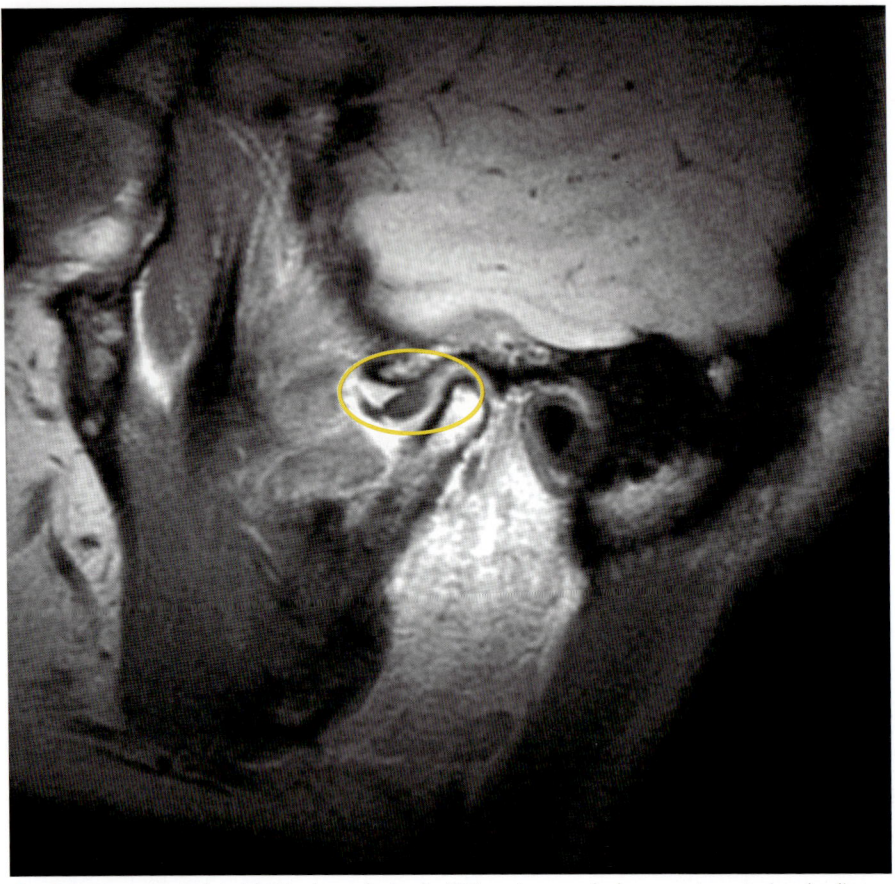

Fig. 3-6. Corte sagital de RMN – boca fechada (T1): nota-se o deslocamento anterior do disco com a boca fechada.

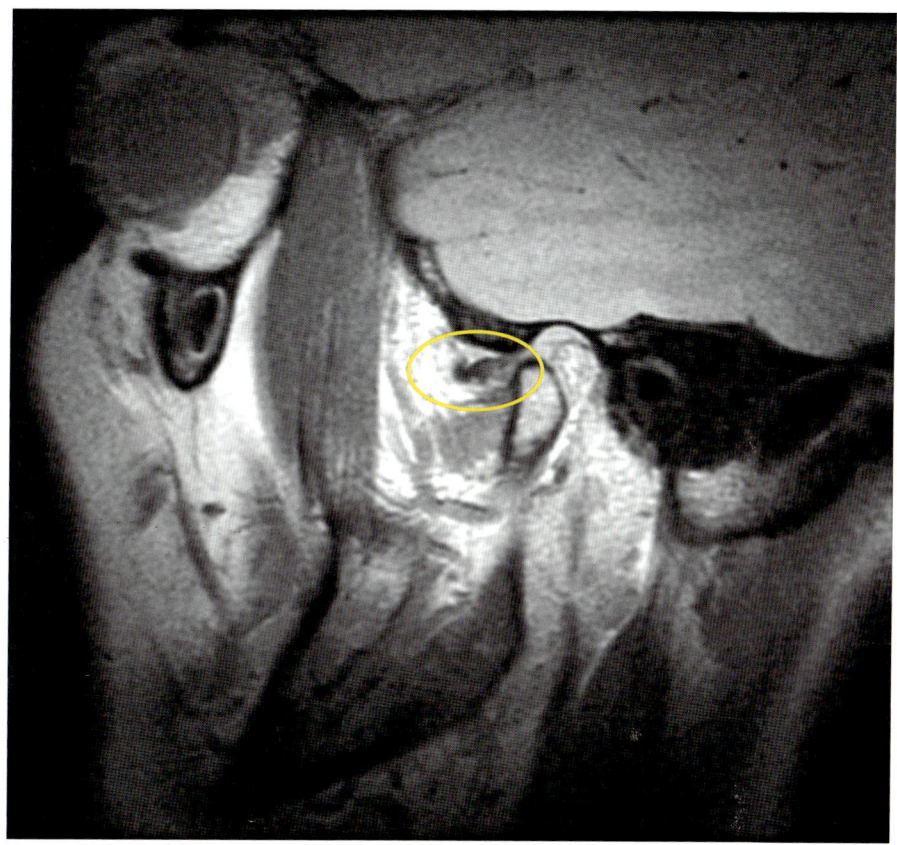

Fig. 3-7. Corte sagital de RMN – boca aberta (T1): nota-se o deslocamento anterior do disco com a boca aberta. Portanto, observa-se o deslocamento anterior de disco sem redução.

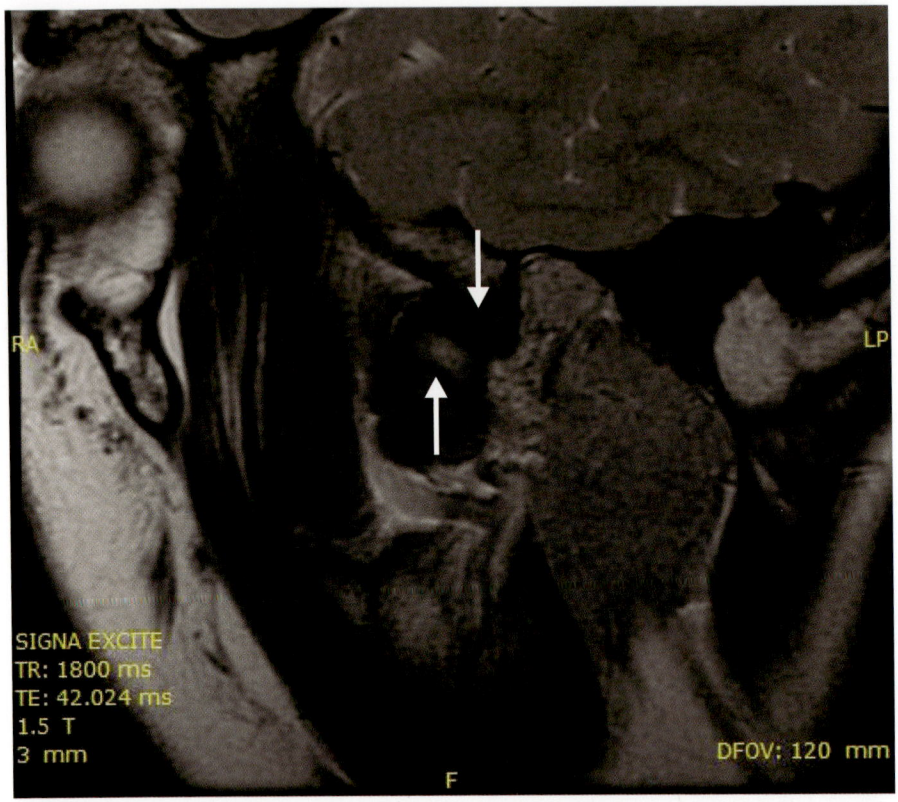

Fig. 3-8. Corte sagital de RMN – boca aberta (T1): nota-se a hiperexcursão do côndilo mandibular – o côndilo ultrapassa o vértice da eminência articular.

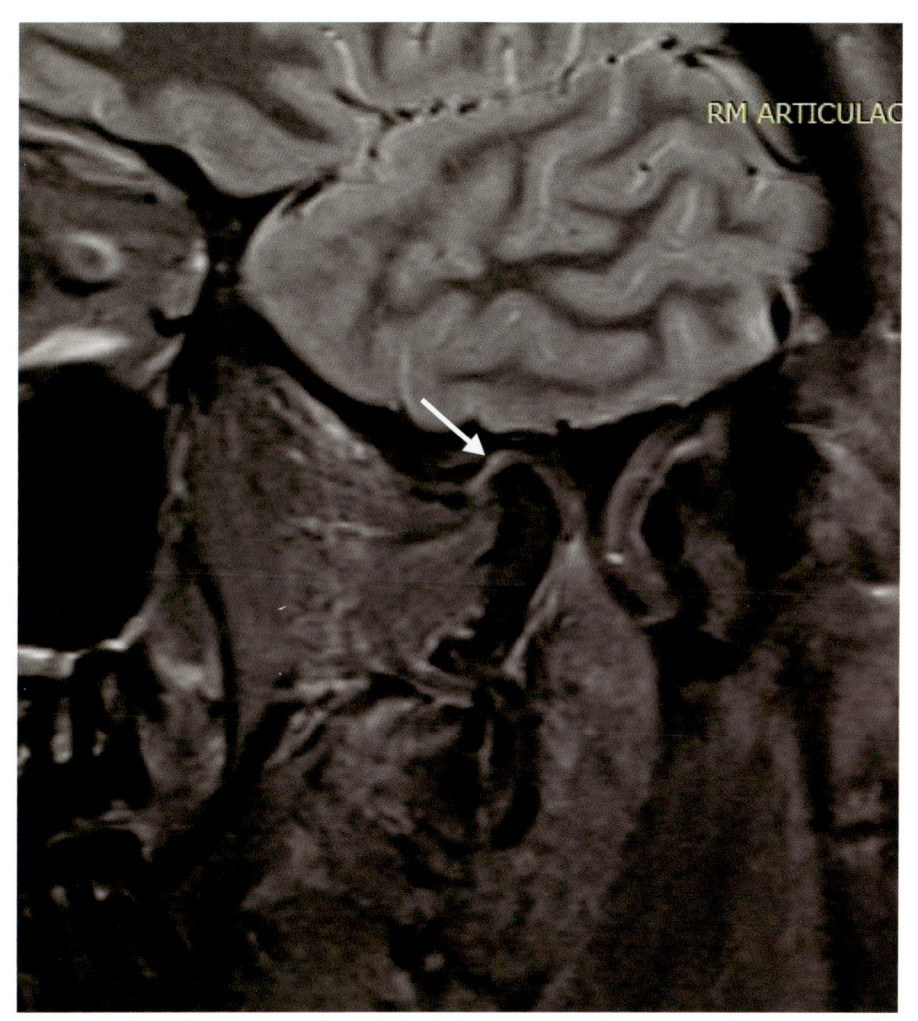

Fig. 3-9. Corte sagital de RMN – boca fechada (T2): nota-se o derrame articular entre o côndilo mandibular e a cavidade glenoide – observe a imagem radiopaca. Note como o tecido ósseo assume uma coloração mais escura neste corte.

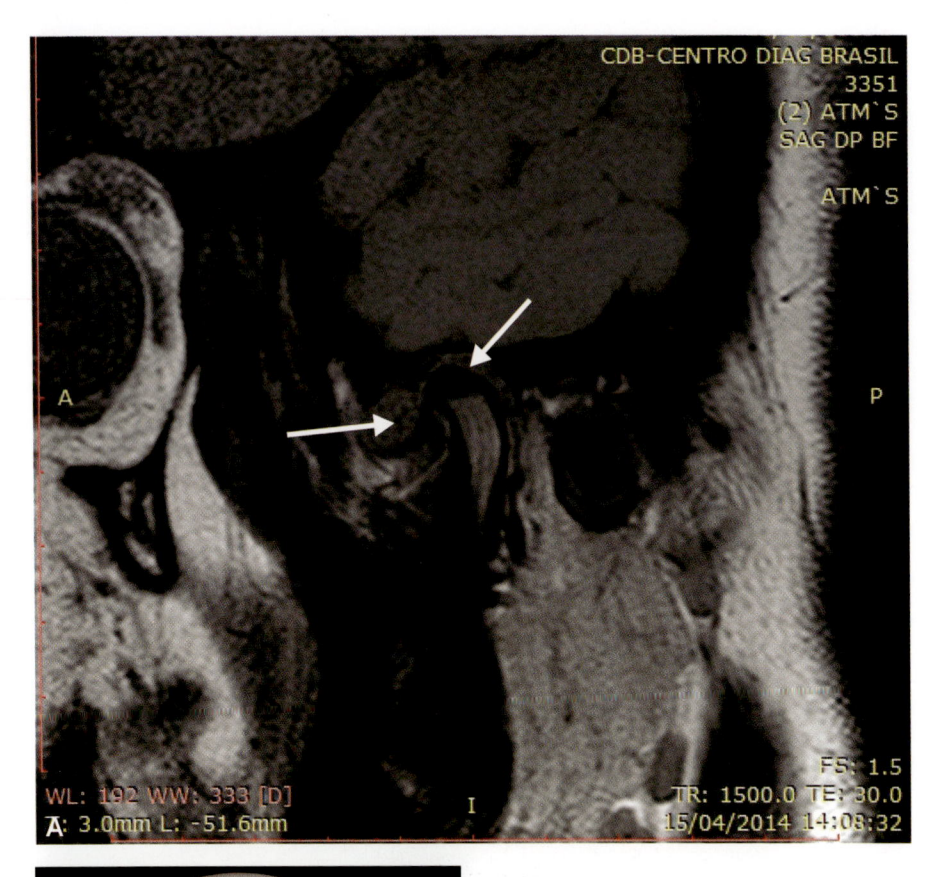

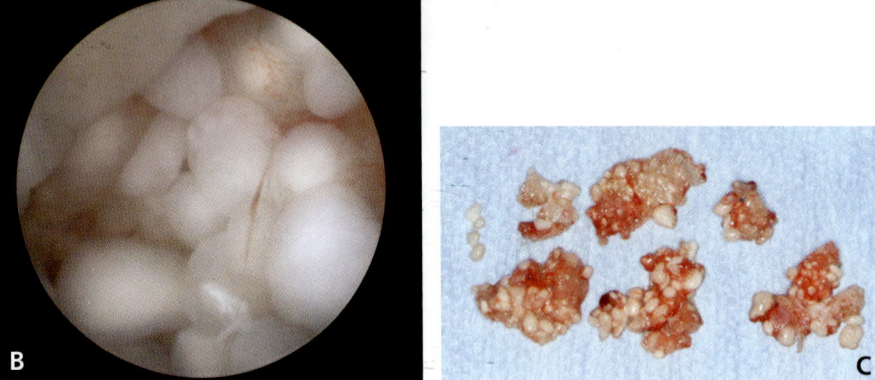

Fig. 3-10. Corte sagital de RMN – boca aberta (T1): (**A**) nota-se a imagem de radiopacidade semelhante ao tecido ósseo, entre o côndilo mandibular e a cavidade glenoide, atingindo praticamente toda a extensão do espaço articular posterior. (**B**) A hipótese diagnóstica de condromatose se deu apenas durante o procedimento cirúrgico – artroscopia. (**C**) Como sua remoção não foi possível por via artroscópica, decorrente da quantidade significativa da lesão, foi necessária a realização de acesso pré-auricular. Os tecidos foram enviados para exame anatomopatológico. **Condromatose** é uma lesão cartilaginosa que se origina a partir de uma metaplasia da membrana sinovial de origem desconhecida. São lesões benignas nodulares calcificadas e, normalmente, encontram-se livres no espaço intra-articular. Atuam como limitadores do movimento articular, além de causar compressão das estruturas da ATM, ocasionando dor como consequência.

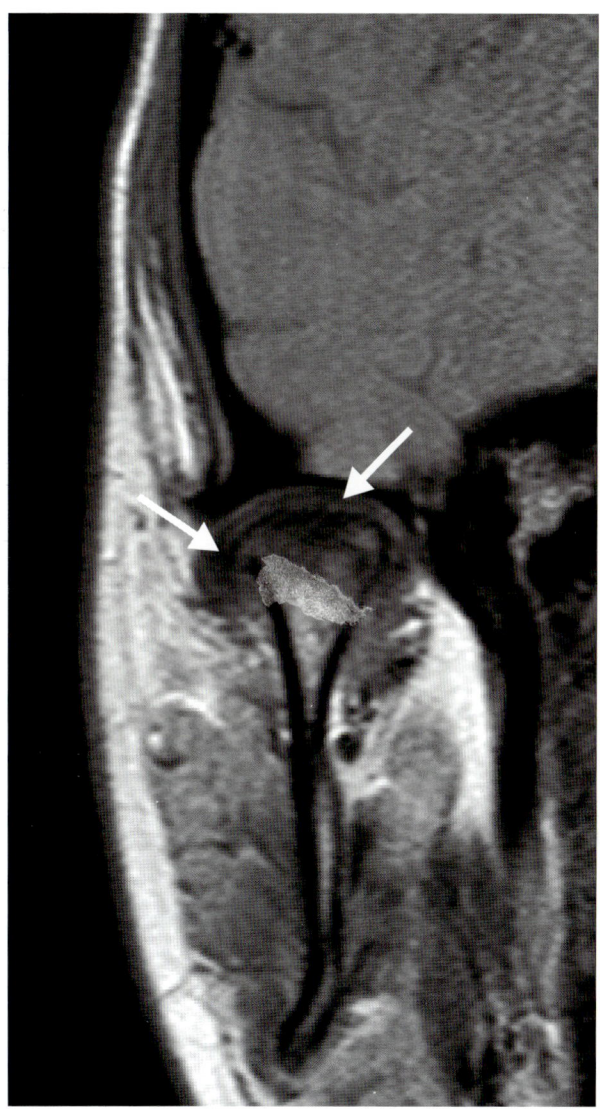

Fig. 3-11. Corte coronal de RMN – boca aberta (T1): nota-se o posicionamento médio-lateral normal do disco articular entre o côndilo mandibular e a fossa mandibular.

Tomografia Computadorizada (Figs. 3-12 a 3-32)

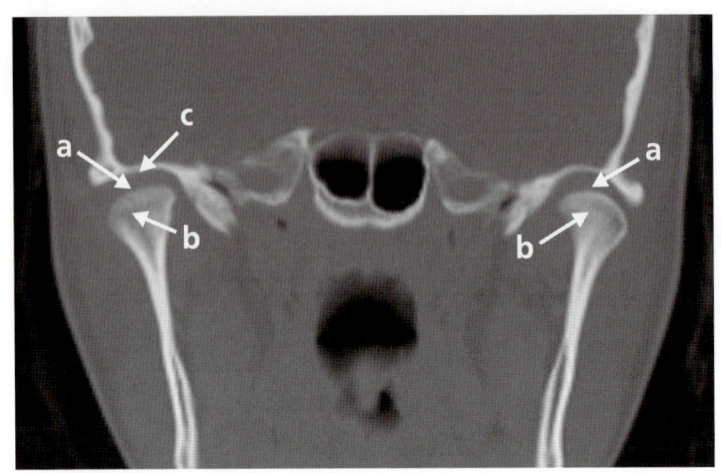

Fig. 3-12. TC de mandíbula – corte coronal: espaços articulares preservados (a). Morfologia condilar normal (b). Aplainamento da fossa glenoide do lado direito (c).

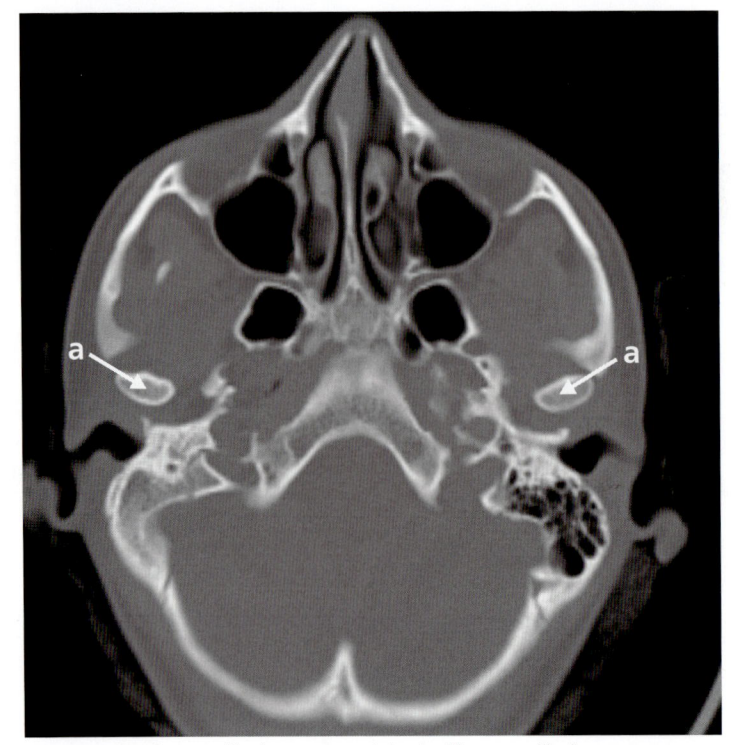

Fig. 3-13. TC de mandíbula – corte axial: côndilos mandibulares com aspectos morfológicos normais e simétricos (a).

Capítulo 3 Imaginologia da ATM 41

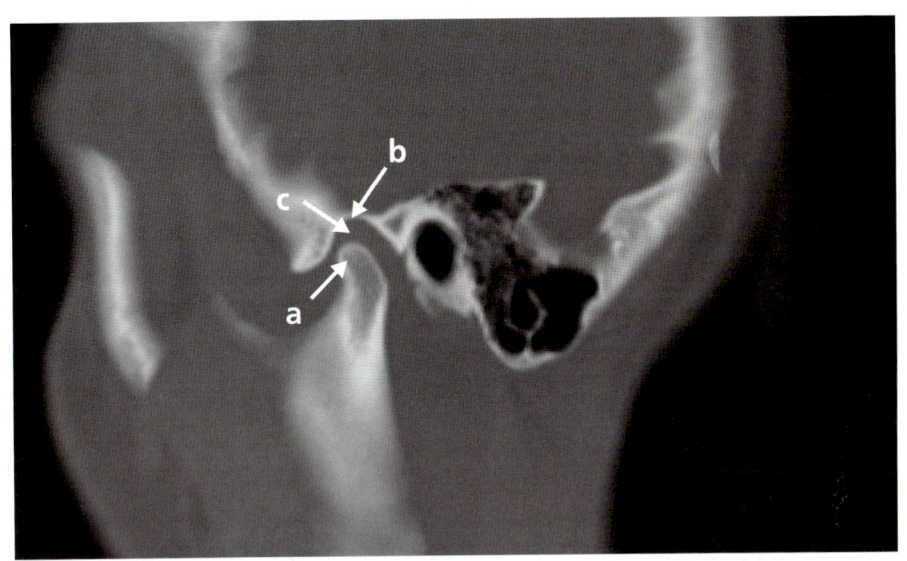

Fig. 3-14. TC de mandíbula – corte sagital, boca fechada: côndilo mandibular (a), fossa articular (b) e espaço articular (c) preservados.

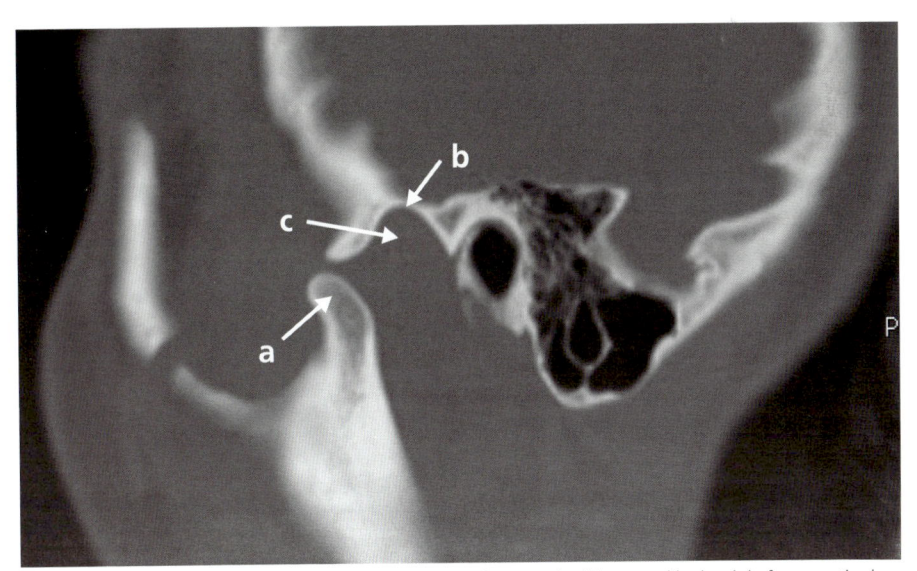

Fig. 3-15. TC de mandíbula – corte sagital, boca aberta: côndilo mandibular (a), fossa articular (b) e espaço articular (c) preservados. Nota-se que após o movimento de rotação e translação mandibular, o côndilo situa-se logo abaixo da eminência articular, o que caracteriza excursão mandibular normal.

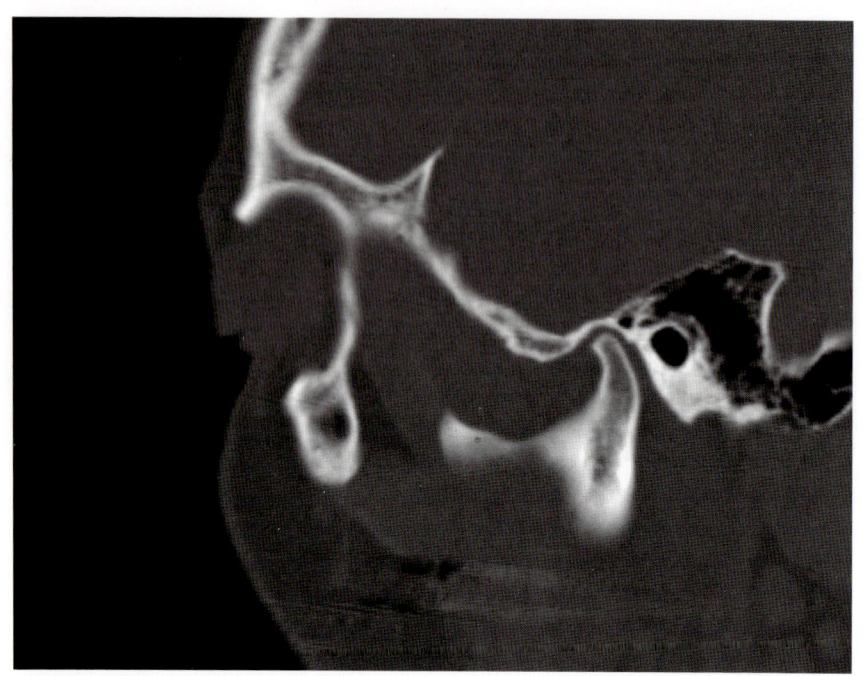

Fig. 3-16. TC de mandíbula – corte sagital, boca fechada: observa-se o côndilo mandibular bem posicionado na fossa mandibular.

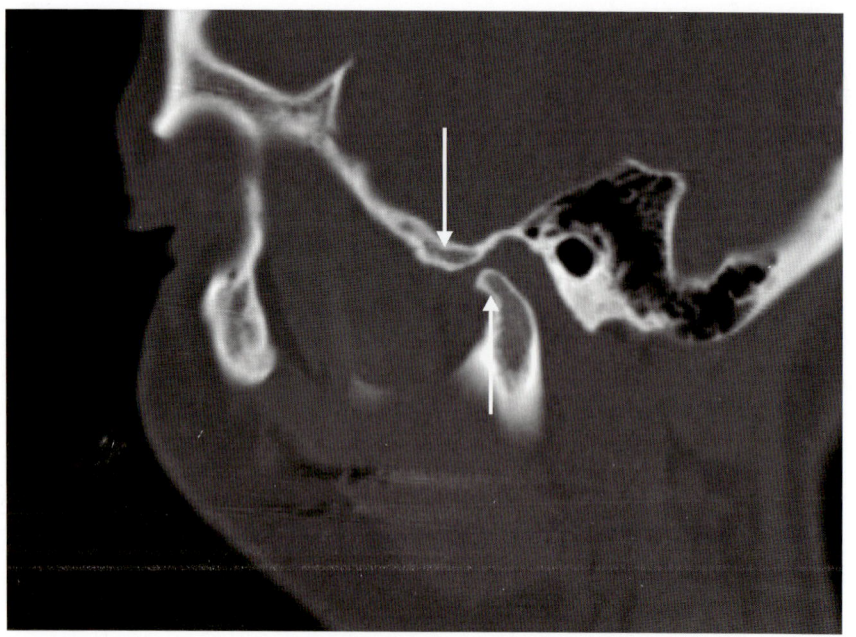

Fig. 3-17. TC de mandíbula – corte sagital, boca aberta: observa-se hipoexcursão condilar durante a abertura bucal. Observe a degeneração do tecido ósseo.

Capítulo 3   Imaginologia da ATM   43

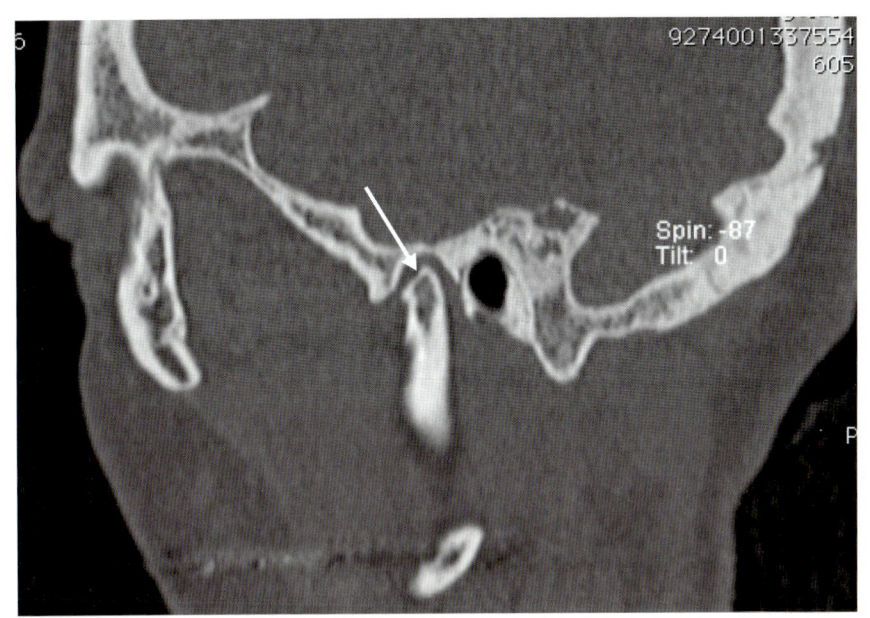

Fig. 3-18. TC de mandíbula – corte sagital, boca fechada: observa-se o aplainamento da vertente anterior do côndilo mandibular.

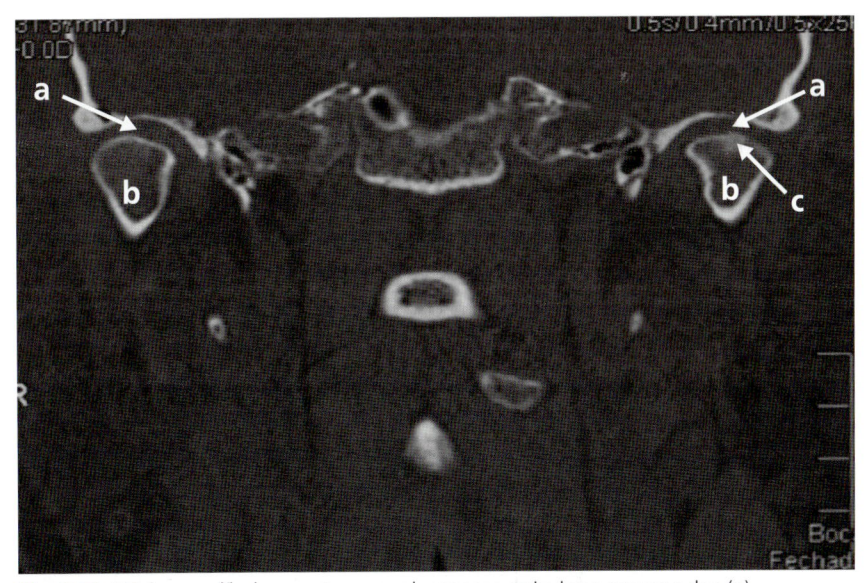

Fig. 3-19. TC de mandíbula – corte coronal: espaços articulares preservados (a). Morfologia condilar normal (b). Imagem sugestiva de cisto subcondral do lado esquerdo (c). **Cistos subcondrais** são formados pela penetração de líquido sinovial no tecido ósseo, que pode ocorrer quando a cartilagem articular que recobre o côndilo mandibular está degenerada. Este líquido funciona como um corpo estranho, ocorrendo, portanto, uma reação inflamatória que o circunscreve, dando origem ao cisto subcondral.

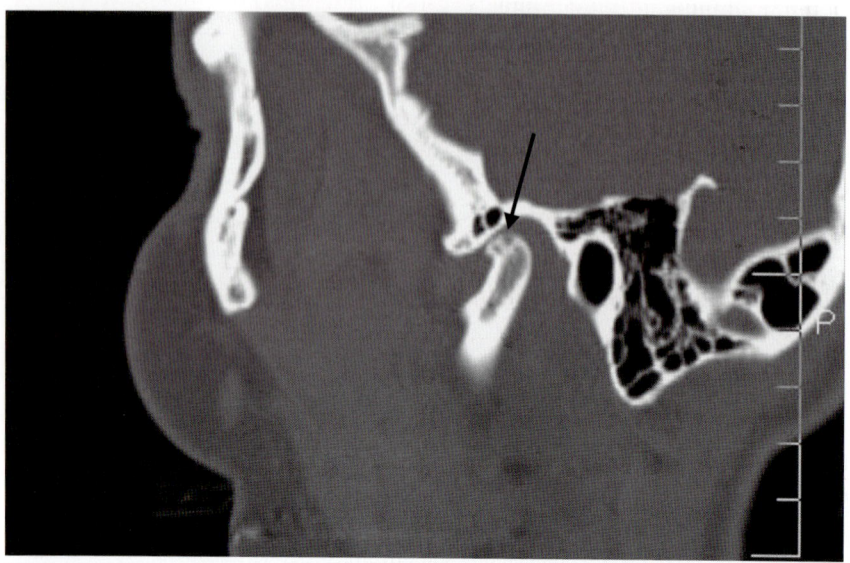

Fig. 3-20. TC de mandíbula – sagital: imagem sugestiva de cisto subcondral do lado esquerdo.

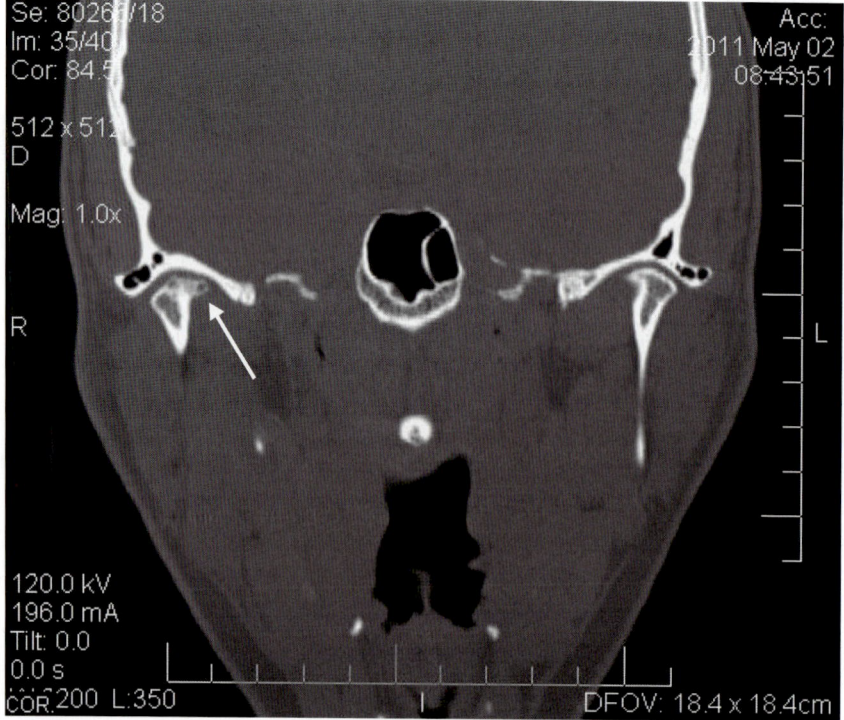

Fig. 3-21. TC de mandíbula – sagital: imagem sugestiva de cisto subcondral do lado direito.

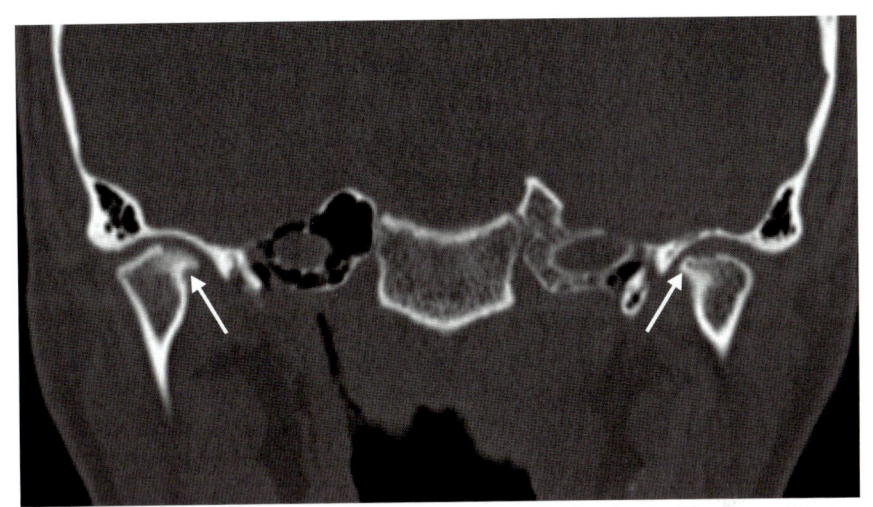

Fig. 3-22. TC de mandíbula – corte coronal: imagem sugestiva de osteófito em região de côndilos mandibulares direito e esquerdo. **Osteófitos** são crescimentos anormais de tecido ósseo do côndilo mandibular que surgem em consequência da degeneração do disco articular da ATM. Funcionam como um mecanismo de defesa da articulação com o objetivo de absorver a sobrecarga articular, uma vez que o disco se encontra alterado, degenerado e/ou deslocado. Podem causar compressão das estruturas articulares e, consequentemente, dor, além de atuar como limitantes do movimento articular a depender de sua extensão. Quando ocorrem na coluna vertebral são popularmente conhecidos como "bico de papagaio".

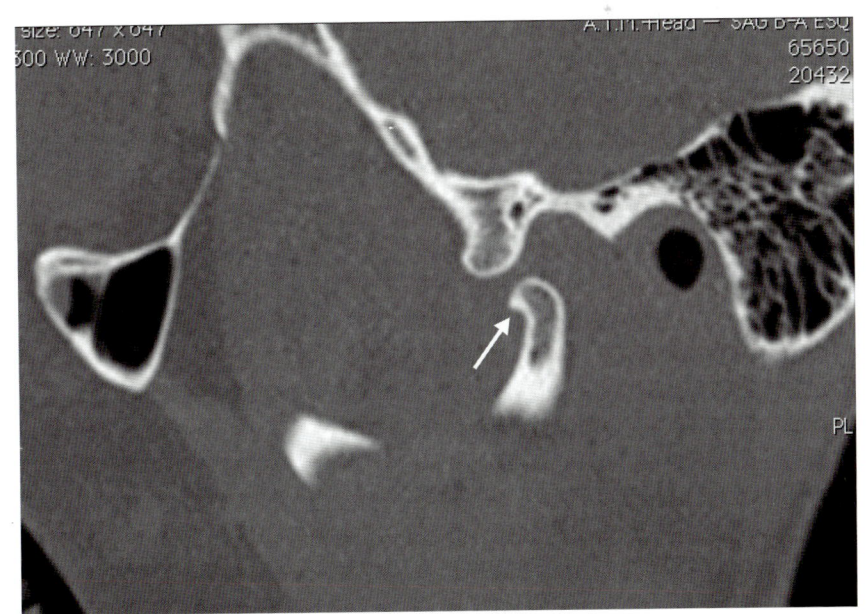

Fig. 3-23. TC de mandíbula – corte sagital: imagem sugestiva de osteófito em côndilo mandibular esquerdo.

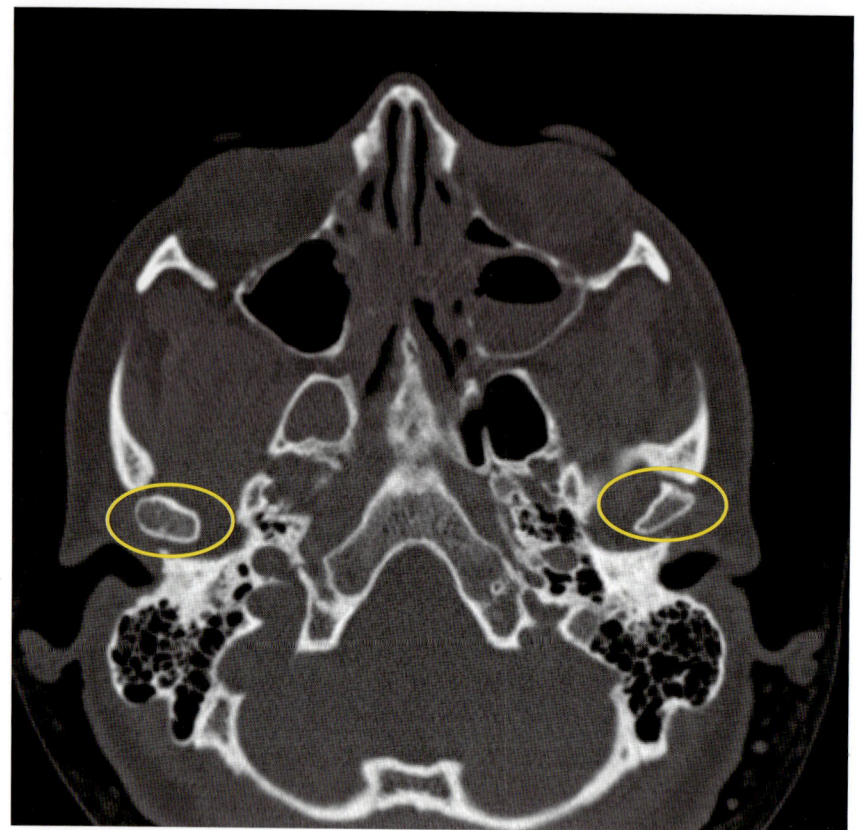

Fig. 3-24. TC de mandíbula – corte axial: degeneração em côndilo mandibular esquerdo. Observe a alteração na forma.

Capítulo 3 Imaginologia da ATM 47

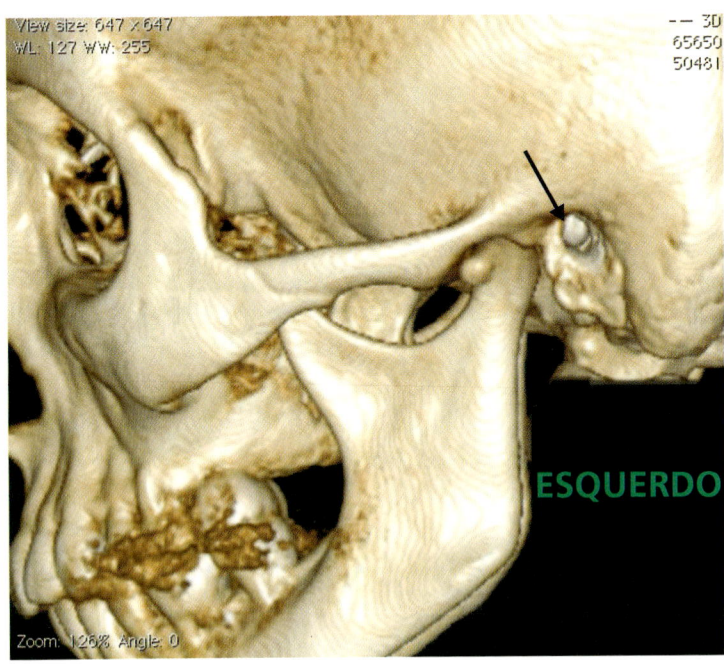

Fig. 3-25. TC de mandíbula – reconstrução 3D, boca fechada: presença de osteófito em região lateral de côndilo mandibular esquerdo.

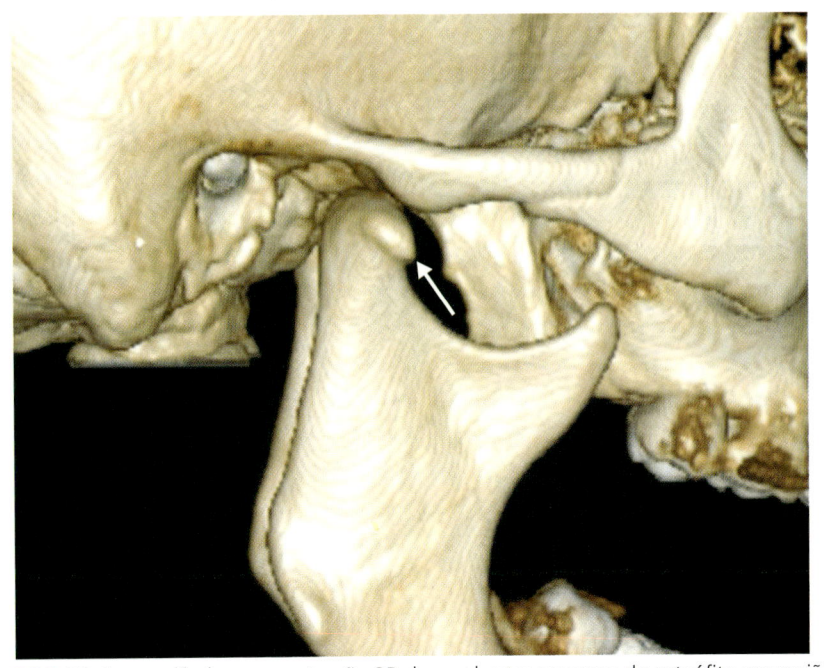

Fig. 3-26. TC de mandíbula – reconstrução 3D, boca aberta: presença de osteófito em região lateral de côndilo mandibular direito.

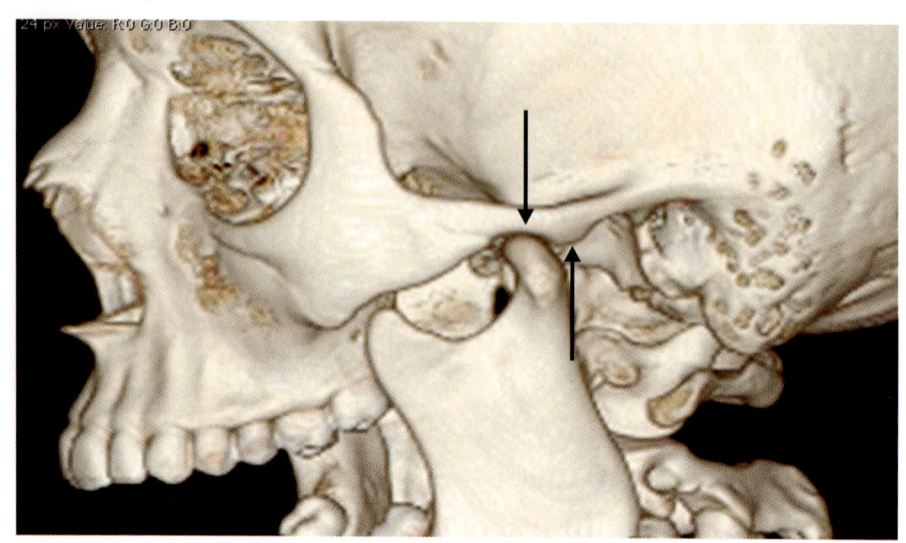

Fig. 3-27. TC de mandíbula – reconstrução 3D, boca aberta: hiperexcursão do côndilo mandibular. O côndilo ultrapassa a eminência articular em máxima abertura.

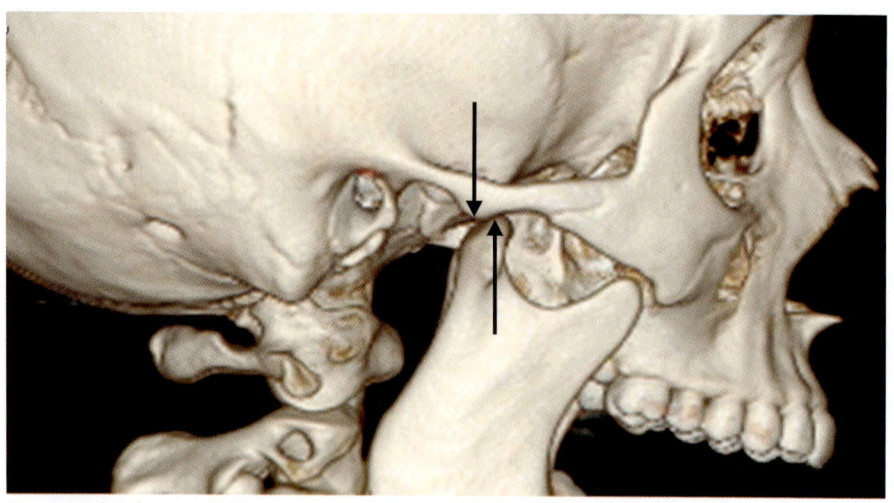

Fig. 3-28. TC de mandíbula – reconstrução 3D, boca aberta: hiperexcursão do côndilo mandibular. O côndilo ultrapassa a eminência articular em máxima abertura.

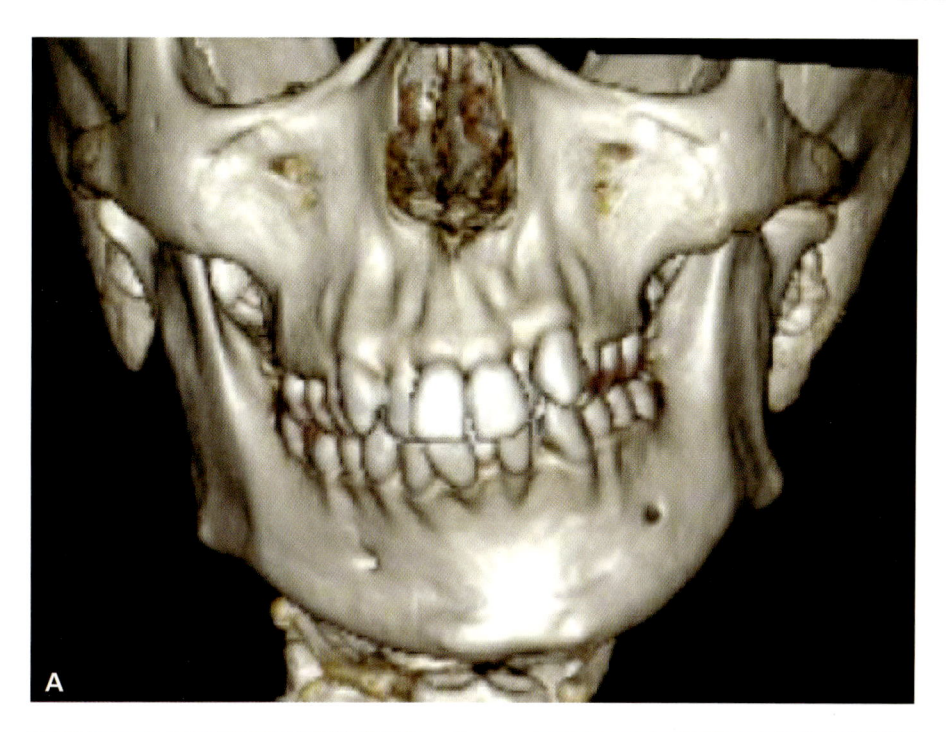

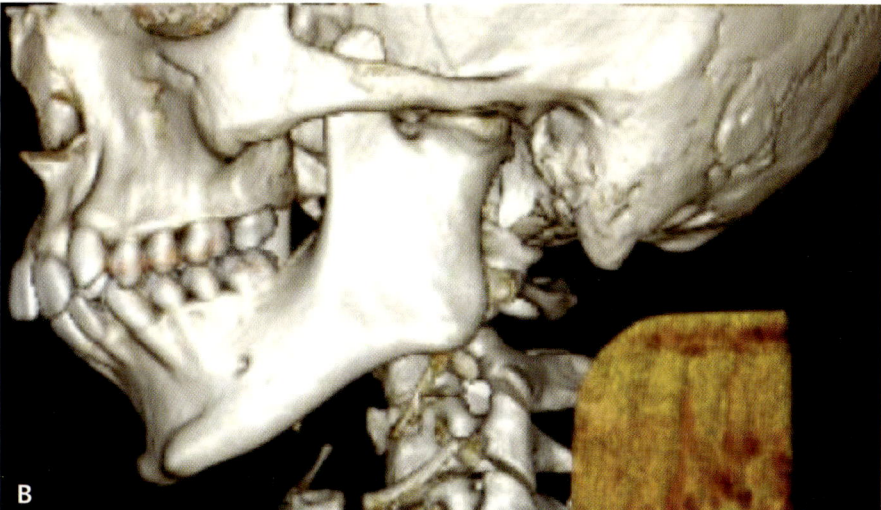

Fig. 3-29. TC de mandíbula – boca fechada: (**A**) reconstrução em 3D: observe o laterognatismo mandibular ocasionado pela anquilose temporomandibular esquerda. (**B**) TC de mandíbula – reconstrução em 3D, boca fechada: observe a alteração na forma do côndilo mandibular e hiperplasia do processo coronoide esquerdo. *(Continua.)*

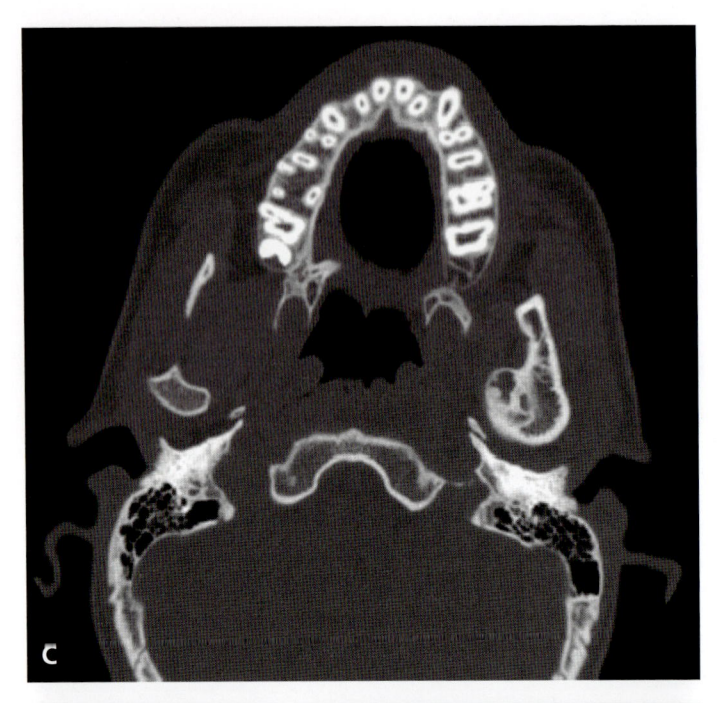

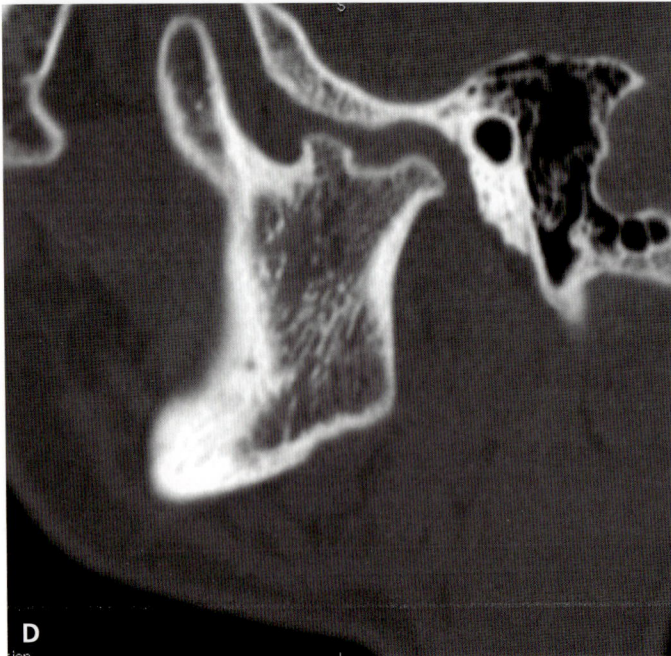

Fig. 3-29. *(Cont.)* (**C**) Corte sagital, observe o crescimento exacerbado do processo coronoide esquerdo (hiperplasia) (**D**) Corte axial, observe a extensão medial do côndilo mandibular alterado.

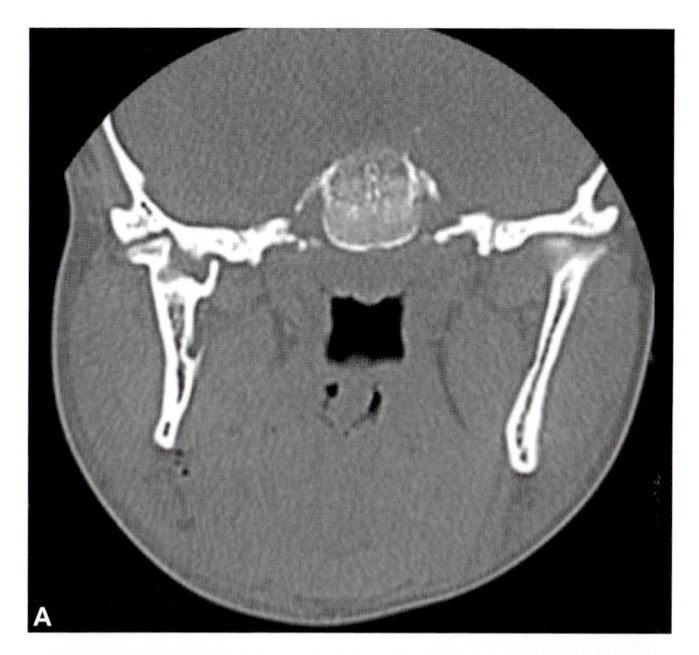

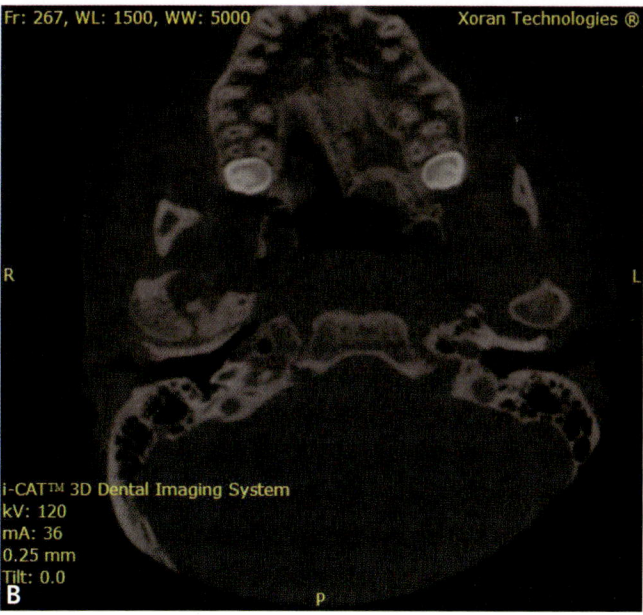

Fig. 3-30. TC de mandíbula – boca fechada: (**A**) corte coronal, anquilose temporomandibular bilateral, observe a alteração na forma e degeneração condilar direita e esquerda, com características de anquilose fibrosa da ATM. (**B**) Corte axial, observe a extensão médio-lateral do côndilo mandibular direito. *(Continua.)*

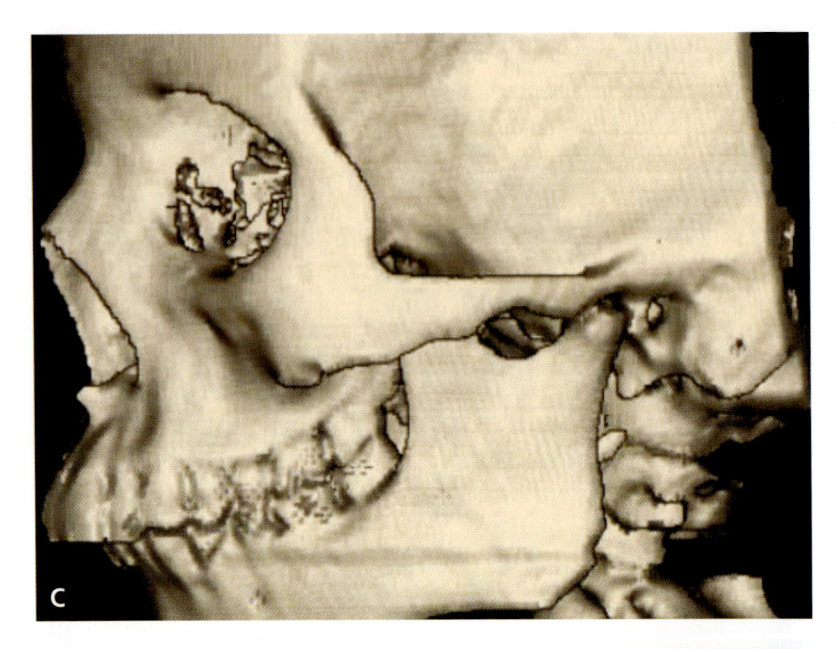

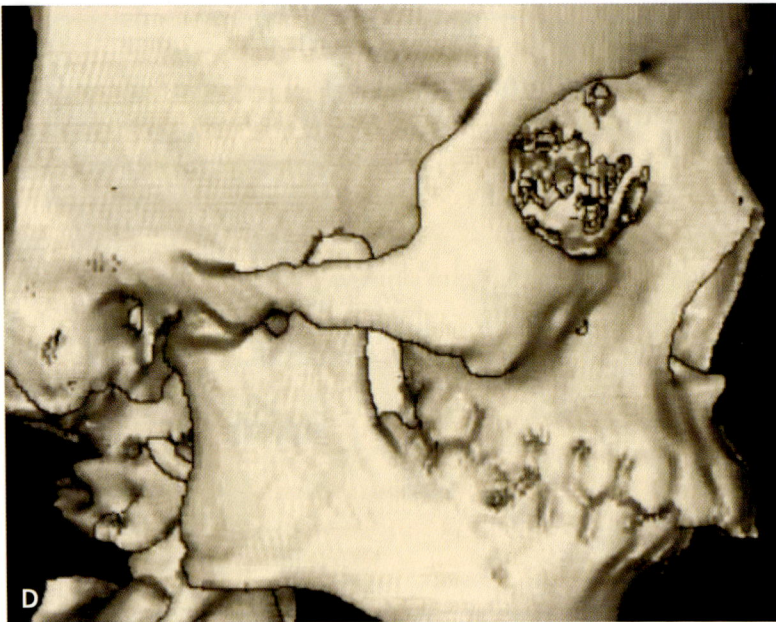

Fig. 3-30. *(Cont.)* (**C**) TC de mandíbula – reconstrução em 3D, boca fechada, lado direito: observe a fusão entre o côndilo mandibular e a cavidade glenoide, e o crescimento exacerbado do processo coronoide. (**D**) TC de mandíbula – reconstrução em 3D, boca fechada, lado esquerdo: observe a fusão entre o côndilo mandibular e a cavidade glenoide.

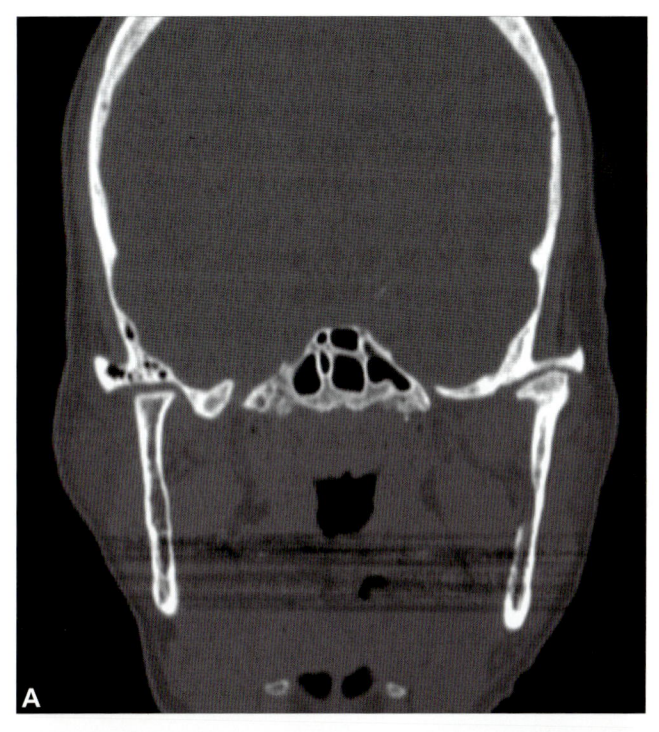

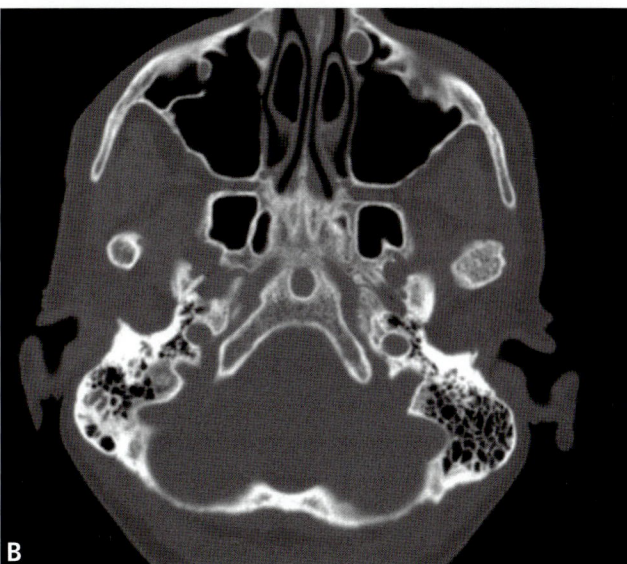

Fig. 3-31. Paciente portadora de artrite reumatoide, com envolvimento das ATMs: observe a degeneração óssea bilateralmente nos cortes coronal (**A**), axial (**B**). *(Continua.)*

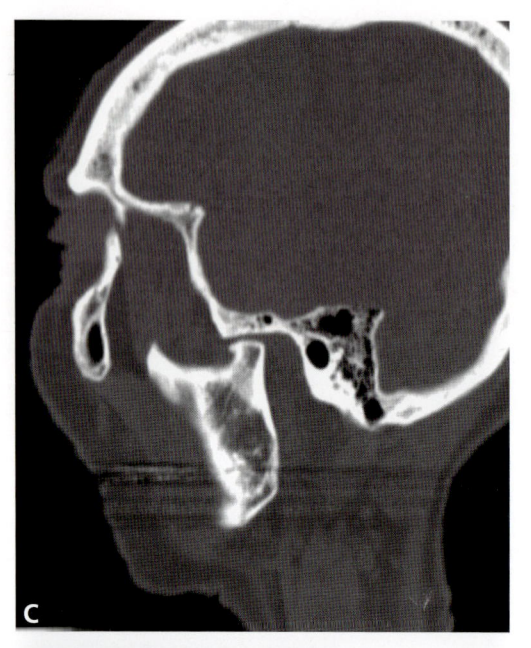

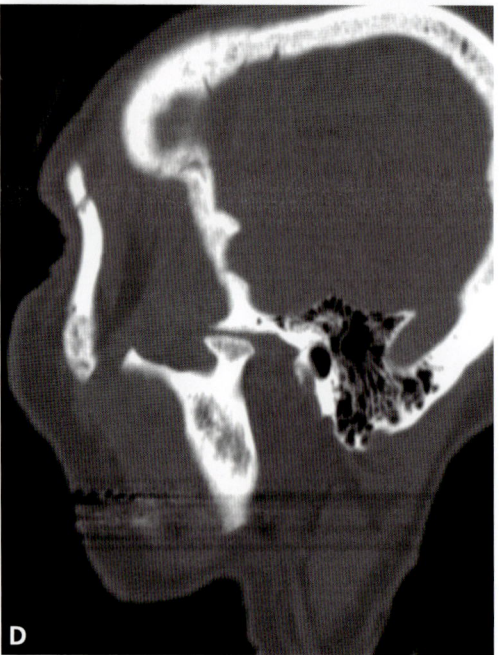

Fig. 3-31. *(Cont.)* Sagital direito (**C**) e sagital esquerdo (**D**).

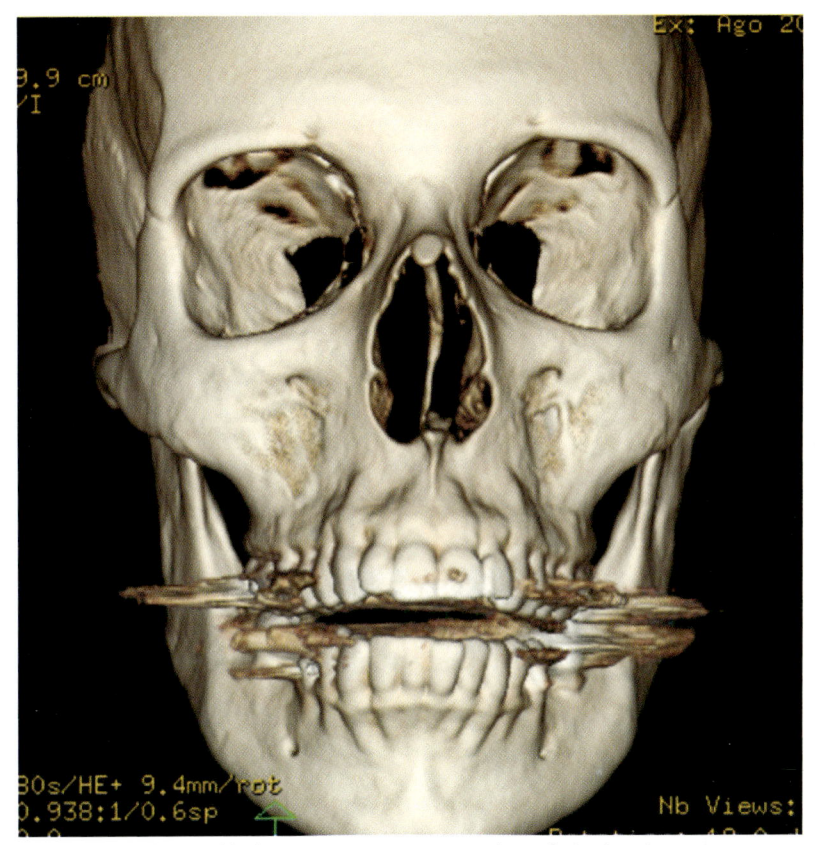

Fig. 3-32. TC de mandíbula – reconstrução em 3D, boca fechada: observe a mordida aberta anterior, causada pela degeneração condilar bilateral, ocorrendo contato dentário apenas na região dos segundos molares (mesma paciente da imagem anterior; portador de artrite reumatoide).

■ BIBLIOGRAFIA
Boeddinghaus R, Whyte A. Computed tomography of the temporomandibular joint. *J Med Imaging Radiat Oncol* 2013;57(4):448-54.
Cai XY *et al.* Changes in disc position, disc length, and condylar height in the temporomandibular joint with anterior disc displacement: a longitudinal retrospective magnetic resonance imaging study. *J Oral Maxillofac Surg* 20011;69:e340-46.
Sobotta J. Editado por: Putz R, Pabst R. *Atlas de anatomia humana – Sobotta*. Vol. 1. Rio de Janeiro: Guanabara Koogan, 2006, 840p.
Vega LG *et al.* Reoperative temporomandibular joint surgery. *Oral Maxillofac Surg Clin N Am* 2011;23:119-32.

Artroscopia da ATM

4

Fábio Ricardo Loureiro Sato ♦ Érica Cristina Marchiori ♦ Fernando Pando de Matos
Roger William Fernandes Moreira

■ INTRODUÇÃO

A artroscopia vem sendo utilizada em cirurgias ortopédicas desde 1918, data em que o pesquisador, Kenji Takagi, iniciou suas pesquisas em joelhos de cadáveres humanos. No entanto, o seu uso na ATM humana é relativamente recente, tendo sido descrita primeiramente por Onishi, em 1975. Apesar disso, essa técnica passou a ser difundida anos mais tarde na Ásia e nos Estados Unidos, a partir dos trabalhos de Murakami & Hoshino (1982) e Sanders (1986), respectivamente. Avanços tecnológicos foram sendo desenvolvidos por Joseph McCain (1988) e Chi Yang (Zhang *et al.*, 2010), que auxiliaram na instrumentação das estruturas articulares que são empregadas atualmente.

■ INDICAÇÕES PARA O TRATAMENTO CIRÚRGICO

As cirurgias da ATM são indicadas para pacientes com sintomas severos de dor ou disfunção causados por condições patológicas intra-articulares (p. ex., osteoartrite, sinovite, fibrose ou anquilose) e que não responderam bem ao tratamento conservador. O tratamento clínico deve sempre preceder ao tratamento cirúrgico e deve incluir a utilização de medicações, fisioterapia bucal, termoterapia, uso de dispositivos intraorais, dentre outras técnicas, como o emprego de Tens (estimulação elétrica nervosa transcutânea) nos músculos da mastigação e técnica do agulhamento seco. Este protocolo de tratamento não cirúrgico é importante para a redução do processo inflamatório, da carga sobre os tecidos articulares, restauração da movimentação mandibular e controle da sintomatologia dolorosa.

Quando o tratamento clínico não apresenta os resultados esperados, pode-se partir para os procedimentos cirúrgicos, que devem ser realizados de forma escalonada, iniciando-se sempre por aqueles considerados minimamente invasivos. Dessa forma, as intervenções cirúrgicas na ATM devem iniciar com artrocentese, artroscopia ou artroplastia, de acordo com o diagnóstico do caso e a experiência do cirurgião. Nos casos em que o diagnóstico é de osteoartrite, sinovite, fibrose ou desarranjo interno, a artroscopia é uma excelente opção cirúrgica.

PRINCÍPIOS GERAIS DAS CIRURGIAS ARTROSCÓPICAS

Os princípios gerais das cirurgias artroscópicas devem ser rigorosamente seguidos, que incluem:

- *Preservação da membrana sinovial:* a membrana sinovial tem a função de promover a lubrificação da articulação. Dessa forma, a remoção excessiva do tecido sinovial com *shavers*, eletrocautério e *laser* deve ser evitada, pois o tecido sinovial é reposto por tecido conectivo denso e fibrose.
- *Preservação da cartilagem articular:* a cartilagem articular deve permanecer intacta para que as propriedades de resiliência e compressibilidade possam ser mantidas. A remoção de aderências intra-articulares deve ser realizada de forma minimamente invasiva.
- *Preservação do disco articular:* o disco articular promove o preenchimento tridimensional entre a superfície convexa do côndilo e a eminência articular. Isto fornece à articulação uma vantagem biomecânica para manter a lubrificação.
- *Realização de biópsia de tecidos patológicos:* os tecidos patológicos identificados no interior da articulação devem ser removidos e submetidos a exames histopatológicos.
- *Remoção de aderências:* todos os tecidos intra-articulares que impedem a movimentação normal da articulação devem ser removidos.
- *Fisioterapia pós-operatória imediata e agressiva:* deve ser realizada para prevenir a formação de novas aderências e reabsorção das hemartroses, estimular a formação do líquido sinovial e promover a nutrição da cartilagem.

EQUIPAMENTO E INSTRUMENTAIS

É importante para o cirurgião que vai realizar procedimentos artroscópicos o conhecimento dos instrumentos e aparelhos que são utilizados na artroscopia, além de treinamento para o seu manuseio. Torres de vídeo devem ser dispostas na posição de 12 horas, permitindo a visualização das imagens tanto pelo cirurgião como pelo assistente. Essa torre deve conter uma câmera de vídeo, de preferência do sistema HD *(High Definition)*, uma fonte de luz, um monitor também HD e um sistema de gravação.

Os artroscópios mais utilizados para a ATM são aqueles cujos diâmetros variam de 0,7 a 2,7 mm, com angulação entre 0 e 30 graus. Normalmente, quanto menor o diâmetro do artroscópio, maior a facilidade de movimentação no interior da articulação. Porém, menor será o campo de visão e o brilho aparente. Já as ópticas anguladas são indicadas para uma melhor visualização (diagnóstico), enquanto as de zero grau são melhores para as técnicas de instrumentação que incluem a triangulação. A qualidade de todo esse conjunto é essencial para o sucesso do procedimento, pois eles são os "olhos" do cirurgião no interior da articulação.

As artroscopias podem ser classificadas em procedimentos de lise e lavagem ou operatórias. As artroscopias de lise e lavagem são muito semelhantes ao procedimento de artrocentese, com a vantagem de permitir um melhor diagnóstico das patologias intra-articulares, pois com a entrada da óptica é possível um melhor diagnóstico das alterações dos tecidos sinoviais.

Uma evolução da técnica de lise e lavagem é a chamada artroscopia operatória. Através desta é possível, além dos procedimentos de lise e lavagem, realizar instrumentação no interior da articulação a fim de se eliminarem aderências, realizar biópsias, capsulotomias e miotomias, além da discopexia.

No caso da artroscopia instrumental é necessário, além do conjunto do artroscópio, o conjunto com ganchos, pinças e tesouras desenvolvido especificamente para esse fim, além de aparelhos, como os de eletrocauterização, *laser* e radiofrequência.

■ DESCRIÇÃO DA TÉCNICA CIRÚRGICA

Em nosso serviço, as artroscopias são realizadas sob anestesia geral com intubação nasotraqueal para permitir uma melhor manipulação mandibular durante o procedimento cirúrgico. É importante um correto isolamento do campo cirúrgico, com exposição do pavilhão auditivo (Fig. 4-1).

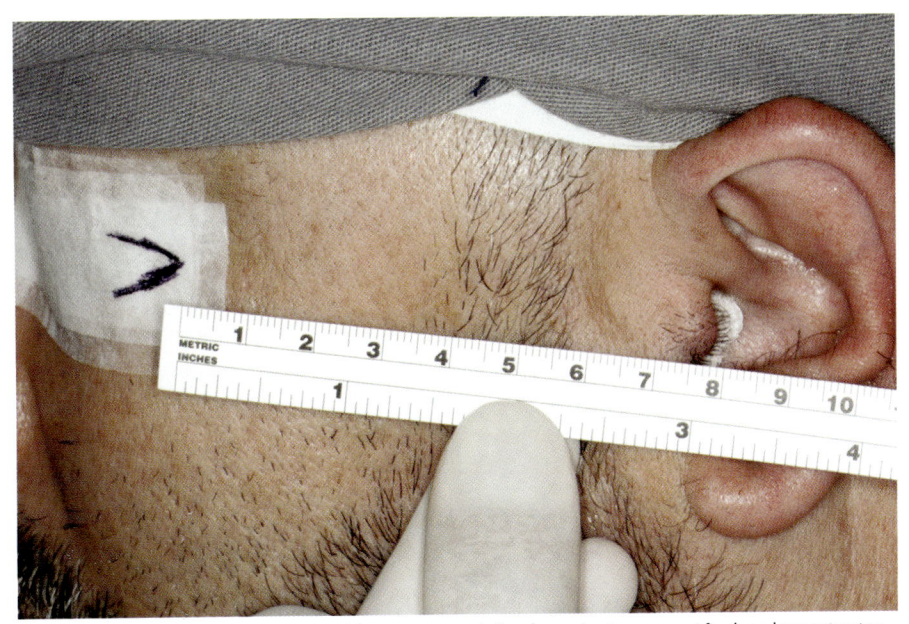

Fig. 4-1. Preparo do campo operatório com exposição das estruturas anatômicas importantes de referência, e início da marcação dos pontos de entrada do artroscópio e instrumentais.

Inicialmente realizamos a palpação e identificação da eminência articular, fossa mandibular e cabeça da mandíbula, e, com o auxílio de uma caneta dermográfica, essas estruturas são demarcadas na pele, bem como os pontos da óptica e dos instrumentais. Para cirurgiões iniciantes sugerimos adotar os pontos descritos por Holmlund & Hellsing (1986), que recomendam traçar uma linha que se estende do canto externo do olho à porção média do *tragus*. A máxima concavidade da fossa glenoide se encontra 10 mm anteriormente ao *tragus* e 2 mm inferiormente à linha *tragus-cantal*. Esse primeiro ponto é aquele pelo qual a óptica é inserida no interior da articulação (ponto de entrada posterior). O segundo ponto pelo qual são inseridos os instrumentais fica a 20 mm do *tragus* e a 8 mm abaixo da linha *tragus-cantal* do olho (ponto de entrada anterior). É importante enfatizar que esses pontos são utilizados como guias para acessar a ATM. No entanto, sua correta localização precisa ser confirmada pela palpação da ATM do paciente (Fig. 4-2).

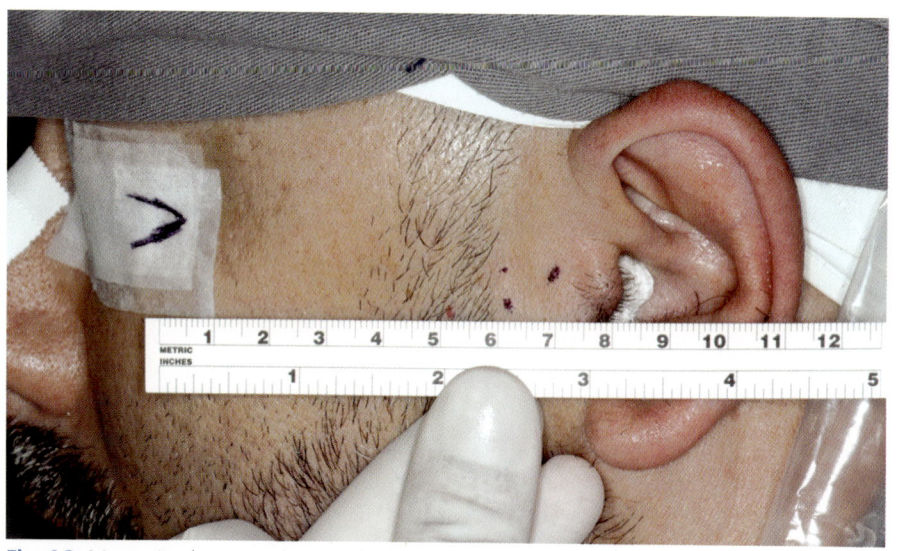

Fig. 4-2. Marcação do ponto de entrada do artroscópio e dos instrumentais.

A seguir realiza-se infiltração anestésica intra-articular através do primeiro ponto (ponto de entrada posterior) de, aproximadamente, 3 mL de lidocaína com vasoconstritor. A utilização de vasoconstritor pode prejudicar a visualização da sinovite quando presente; no entanto, fornece hemostasia e melhor visualização do procedimento, o que consideramos mais importante do que diagnosticar a presença de sinovite, uma vez que a maioria dos casos possui essa alteração (Fig. 4-3). Se realizada de forma correta, a expansão da cápsula irá promover uma pequena movimentação mandibular no sentido anterior.

Nos casos em que se identifica a restrição da movimentação mandibular, preconizamos em nosso serviço como protocolo a realização prévia de artrocentese com, aproximadamente, 100 mL de *ringer* lactato, com a finalidade de se eliminar parte das aderências, além de expandir a cápsula articular, o que facilita a introdução da óptica. Esse procedimento não é obrigatório, mas constatamos que, em alguns casos, é bastante útil, pois ao facilitar a entrada da óptica evita-se a necessidade de múltiplas punções nos casos em que há dificuldade na introdução da mesma, o que ocasiona trauma aos tecidos articulares, principalmente à cápsula, levando ao extravasamento excessivo do líquido de lavagem da articulação para os tecidos moles subjacentes (Fig. 4-4).

Em seguida, com o uso de uma lâmina de bisturi nº 11, realiza-se uma pequena incisão na pele de, aproximadamente, 3 mm, seguido de divulsão tecidual com pinça Halsted-mosquito curva, até que a resistência da cápsula articular seja encontrada. Outra opção ao uso desta pinça é a entrada direta do trocarte da óptica com a ponta cortante *(sharp)* até tocar no arco zigomático. O trocarte deve ser inserido em sentido inferoanterior para evitar lesão ao conduto auditivo. Em segui-

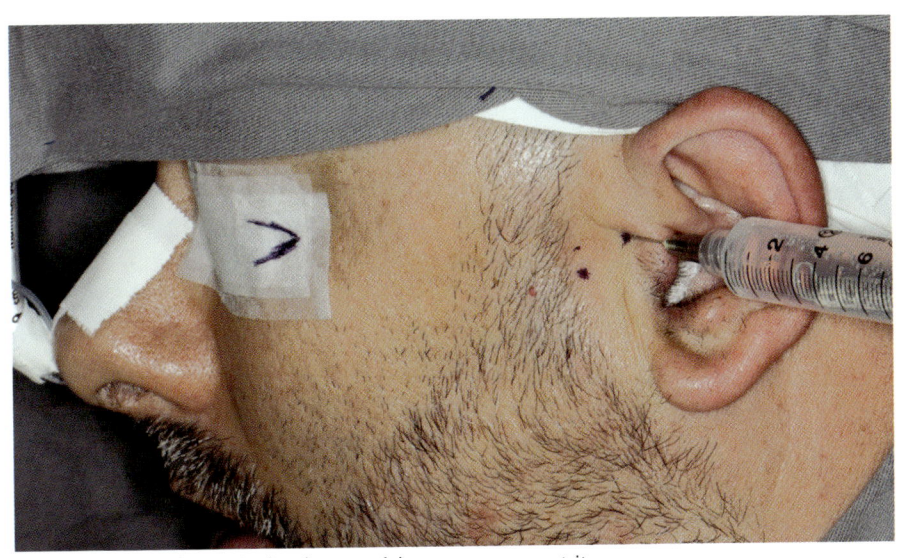

Fig. 4-3. Injeção intra-articular do anestésico com vasoconstritor.

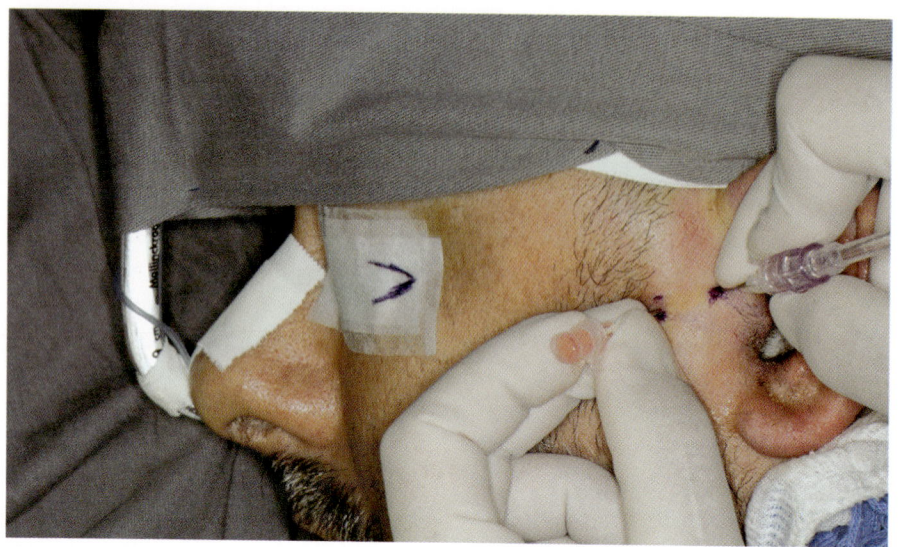

Fig. 4-4. Realização de artrocentese prévia para facilitar o procedimento de artroscopia.

da, utiliza-se a ponta romba *(blunt)* para a entrada na cápsula articular. Isto evita lesão às estruturas intra-articulares.

A correta inserção do trocarte é fundamental para o procedimento, sendo a confirmação da sua correta posição através do extravasamento do líquido do interior da articulação após a inserção do mesmo. A punção deve ser feita com o instrumento conforme a Figura 4-5. O mesmo não deve penetrar mais do que 25

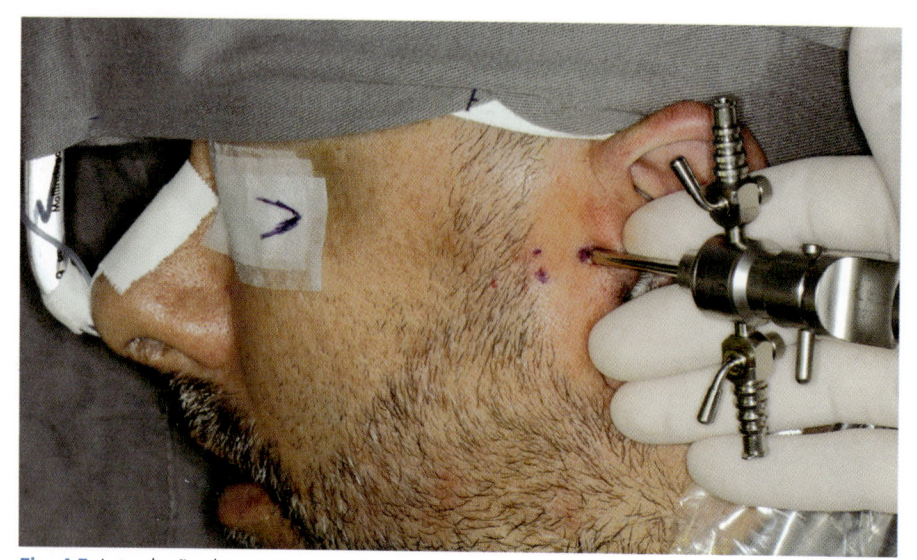

Fig. 4-5. Introdução do trocarte no primeiro ponto demarcado.

mm antes da confirmação da sua correta posição com o artroscópio. Após a inserção do trocarte e antes de entrada com o artroscópio, é importante realizar uma irrigação prévia para eliminar possíveis resíduos do interior do trocarte. Caso exista sangramento interno, a lavagem é realizada até que o fluido de saída esteja claro (Fig. 4-6).

O artroscópio é, então, inserido pelo trocarte e travado de modo a evitar a saída do líquido, iniciando-se, então, o processo de inspeção (Fig. 4-7). Em razão do fato de a óptica apresentar muita magnificação, a proximidade a qualquer estrutura anatômica, como as paredes da cavidade articular ou o disco articular, irá proporcionar um "branco total". Dessa forma deve-se movimentos de inserção e remoção do artroscópio, sem removê-lo completamente, até que a visualização das estruturas articulares seja obtida. Essa manobra deve ser realizada cuidadosamente, de forma que o artroscópio não saia do interior da cápsula articular. Caso isso aconteça, o conjunto trocarte-óptica deve ser removido, e todo o processo iniciado novamente. A tentativa de reinserção com a óptica pode levar à quebra da mesma.

Após a entrada do artroscópio, inicia-se o processo de inspeção, realizado sempre no compartimento superior, pois apresenta maior volume que o inferior. As estruturas que estão posicionadas à frente do artroscópio podem ser visualizadas por movimento de entrada e saída do mesmo. Já aquelas que estão localizadas superior ou inferiormente a ele, a visualização é feita pela rotação do artroscópio (se a óptica que estiver sendo utilizada for a angulada) ou pela angulação da mesma se for a óptica de 0 grau. Uma óptica em boa operação sempre permitirá a visualização de uma imagem circular nítida. Imagens elípticas ou achatadas indicam que a óptica está sendo forçada, podendo levar à fratura da mesma.

O procedimento de artroscopia pode ser dividido em artroscopias diagnóstica e instrumental. Inicialmente iremos descrever a artroscopia diagnóstica. As seguintes áreas devem ser inspecionadas durante o processo de **artroscopia diagnóstica:**

A) *Membrana sinovial da parede medial da fossa articular (Fig. 4-8):* é a primeira região a ser visualizada, descrita como tecidos mole e translúcido, com projeções de vasos sanguíneos, principalmente nos casos de sinovite.

B) *Zona retrodiscal (Fig. 4-9):* caracterizada por apresentar um tecido sinovial mole, que apresenta ondulações principalmente quando a cabeça da mandíbula está localizada mais posteriormente, sendo que ele se retifica quando a mandíbula é protruída.

C) *Recesso anterior (Fig. 4-10):* região altamente vascularizada, principalmente nos casos de patologia intra-articular. A visualização dessa região é facilitada quando a região dos molares inferiores é direcionada inferiormente. Essa manobra permite a visualização por transparência da inserção do músculo pterigóideo lateral, que se mostra na artroscopia como uma "sombra arroxeada".

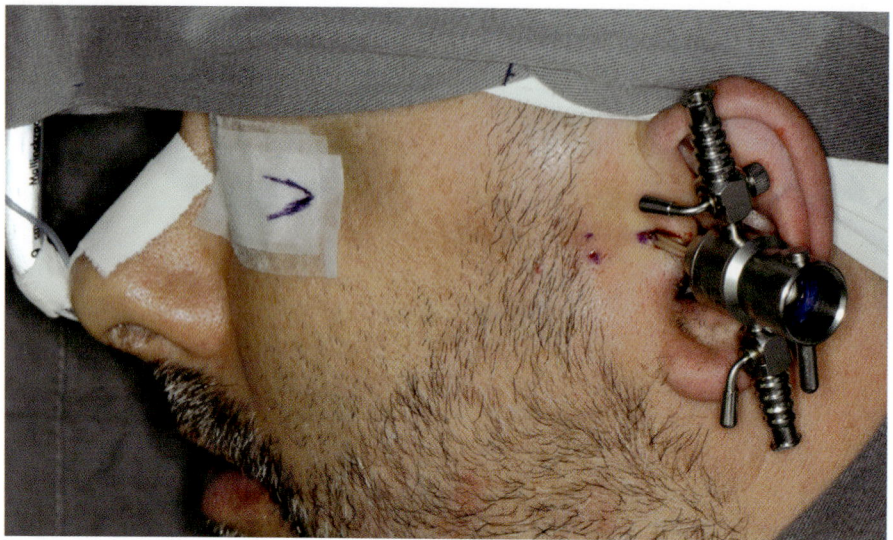

Fig. 4-6. Após a introdução do trocarte, uma pequena lavagem é realizada para a remoção de tecidos que possam ter entrado no interior do mesmo, prejudicando a visualização.

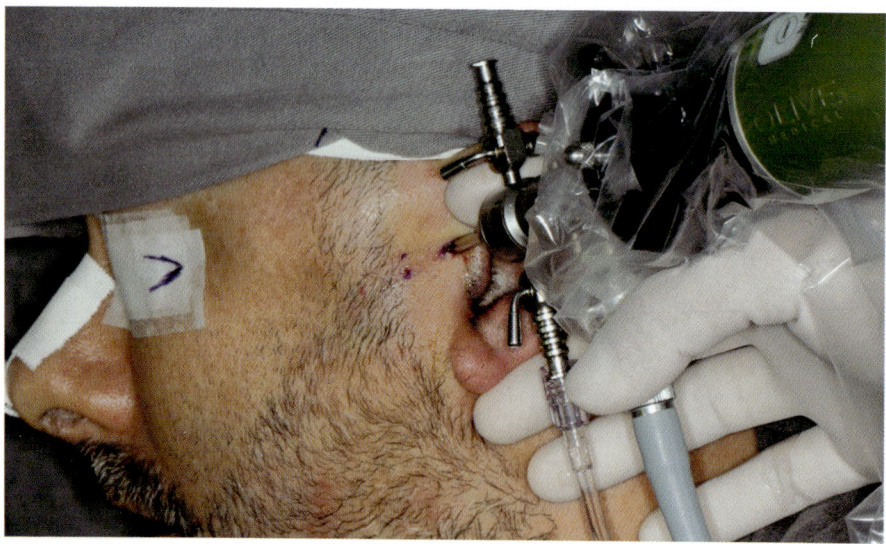

Fig. 4-7. Início do processo de inspeção intra-articular com o artroscópio.

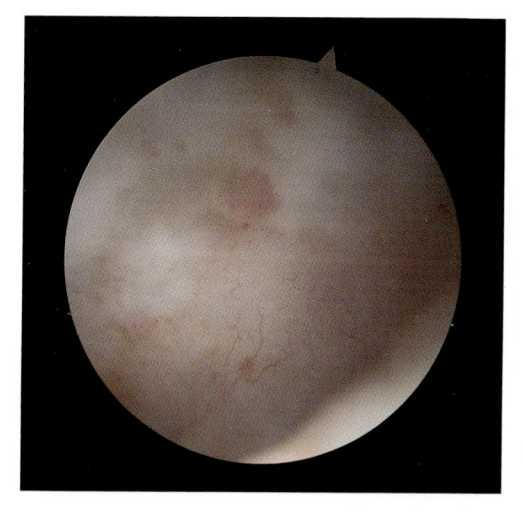

Fig. 4-8. Imagem artroscópica da parede medial da fossa articular.

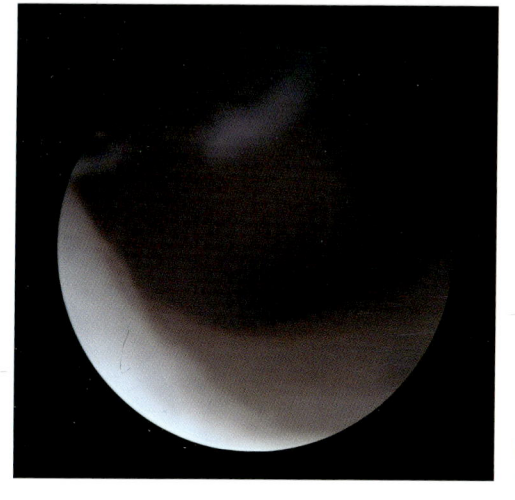

Fig. 4-9. Imagem artroscópica da região retrodiscal.

D) *Eminência articular (Fig. 4-11):* em condições anatomicamente normais, essa região é recoberta por uma fibrocartilagem fina, esbranquiçada e sem estrias. No caso de alterações patológicas, a coloração se torna mais amarela, e em caso de inflamação, constatam-se sinais de degeneração tecidual (condromalacia).

E) *Disco articular (Fig. 4-11):* o disco articular é normalmente esbranquiçado, brilhante e sem estrias, sendo possível delimitar os limites do mesmo tanto anterior, como posteriormente. Sua avaliação deve ser feita tanto com a boca do paciente fechada como aberta. Durante a sua inspeção, a superfície deve ser contínua, sendo que soluções de continuidade são indícios da presença de perfurações discais. Durante o movimento de abertura bucal, o disco deve

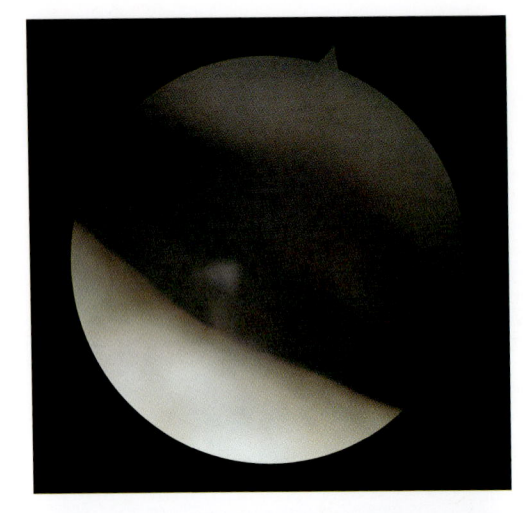

Fig. 4-10. Imagem artroscópica da região do recesso anterior.

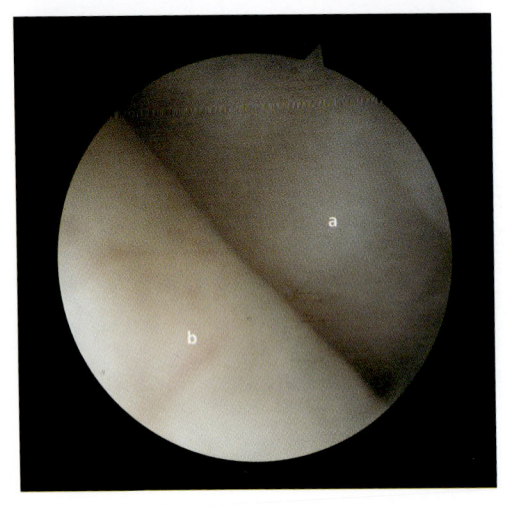

Fig. 4-11. Imagem artroscópica da região da eminência articular (a) e disco articular (b).

movimentar-se anteriormente de forma suave, sem movimentos bruscos, e, ao retornar, o mesmo deve recobrir toda a superfície condilar. Esse recobrimento condilar é chamado de *roofing*.

F) *Zona intermediária (Fig. 4-12):* visualizada após a movimentação anterior do artroscópio, assim que ele ultrapassa a eminência articular. Em uma articulação normal, o tecido dessa região tem colocação esbranquiçada, semelhante ao disco visualizado abaixo da mesma.

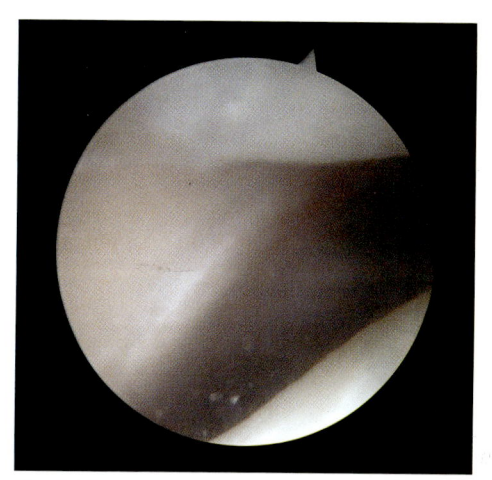

Fig. 4-12. Imagem artroscópica da região da zona intermediária.

Após as manobras de diagnóstico, iniciam-se, então, os **procedimentos de instrumentação**. Essas manobras são realizadas pelas técnicas de triangulação (aproximação de dois objetos trazidos às cegas no espaço supradiscal). Para isso, é necessário a inserção de um novo trocarte através do segundo ponto (ponto de entrada anterior) até o interior da articulação. Através desse trocarte, é possível inserir instrumentais como ganchos, meniscótomos, *shavers*, tesouras entre outros, para auxiliar na eliminação de aderências e realização de biópsias (Fig. 4-13).

Além desses instrumentais, é possível também inserir pelo trocarte pontas de eletrocautério, radiofrequência ou *laser* de Holmium: YAG (Ho:YAG). Com o uso desses instrumentos de corte, incisões são realizadas entre o disco articular e a inserção do músculo pterigóideo lateral. Essa manobra libera o disco, o que permite uma melhora da movimentação discal. Além disso, a eletrocauterização da zona retrodiscal ocasiona um processo de fibrose cicatricial, que acaba por posicionar o disco articular um pouco mais posteriormente, o que é desejável, uma vez que o disco articular encontra-se, com frequência, deslocado anteriormente (Fig. 4-14).

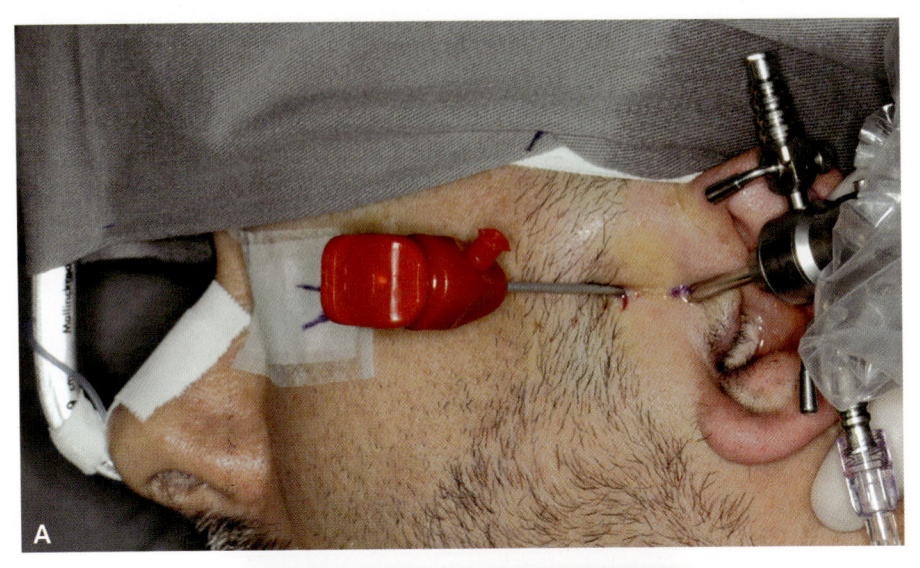

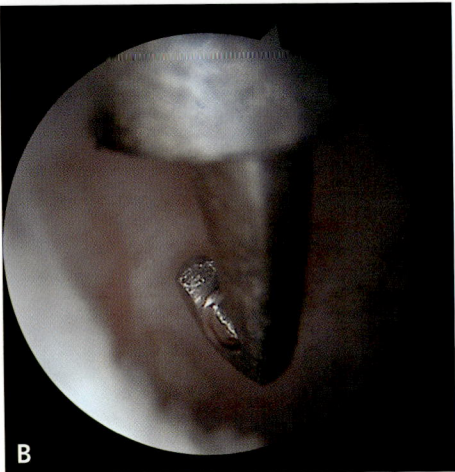

Fig. 4-13. (**A**) Introdução do trocarte por onde são inseridos os instrumentais. (**B**) Imagem artroscópica mostrando o uso do gancho no interior da ATM.

Apesar de ser um procedimento minimamente invasivo, a artroscopia da ATM pode apresentar complicações, algumas com alto grau de gravidade. As principais incluem o dano aos ramos temporal e zigomático do nervo facial, perfuração iatrogênica do disco articular, bem como perfuração da fossa glenoide, além da possibilidade de otite decorrente da entrada de líquido no conduto auditivo interno.

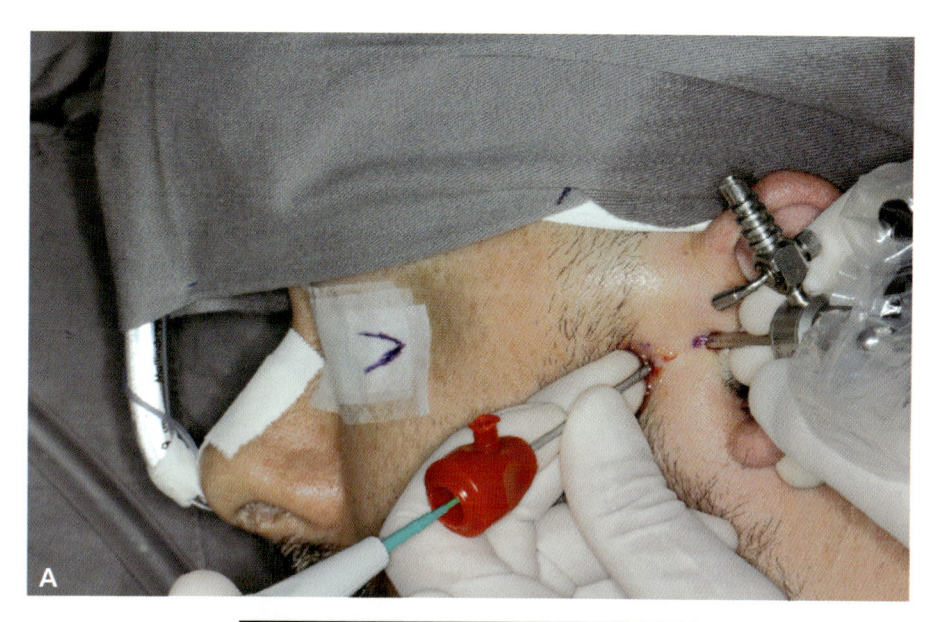

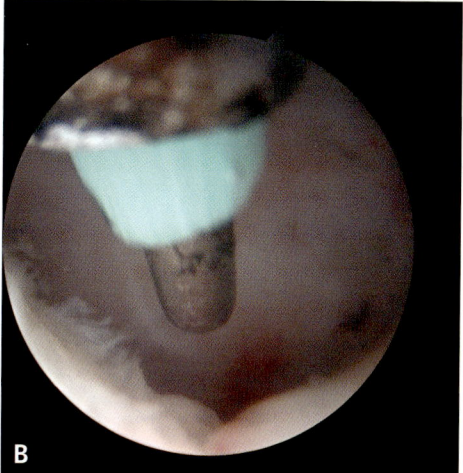

Fig. 4-14. (**A**) Introdução da ponta de eletrocautério pelo trocarte. (**B**) Imagem artroscópica da ponta de eletrocautério no interior da ATM.

Com relação à possibilidade de extravasamento de líquidos para os tecidos adjacentes, isso ocorre principalmente pela falta de controle durante o processo de injeção intra-articular. Apesar de essa complicação ser resolvida de forma espontânea, em questão de algumas horas, ela pode levar a danos faríngeos, edema periorbitário, temporal e em assoalho bucal, inclusive com parestesia transitória do V e VII pares de nervos cranianos. A prevenção deve ser feita com o controle rigoroso do influxo-refluxo do líquido que é injetado no interior da articulação, evitando-se múltiplas perfurações à cápsula articular, bem como a realização de drenagem no pós-cirúrgico imediato com rolos de compressa (Fig. 4-15).

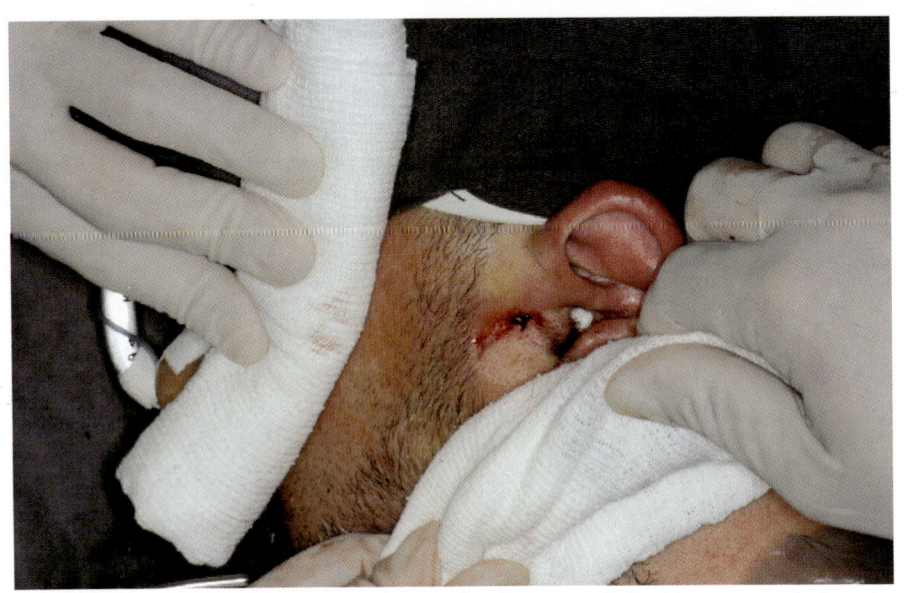

Fig. 4-15. Realização de drenagem para a remoção do excesso de líquido extravasado durante o procedimento de artroscopia.

ACIDENTES TRANSOPERATÓRIOS

Com relação aos acidentes transoperatórios, a hemorragia pode-se dar tanto de forma intracapsular, como durante a punção dos instrumentos. As hemorragias intracapsulares são normalmente controladas pela compressão da cabeça da mandíbula contra a fossa articular, bem como por meio da injeção de vasoconstritores e compressão lateral. Já as hemorragias geradas pela punção de instrumentos são originadas na maioria das vezes pela lesão aos vasos temporais superficiais, sendo que, em alguns casos, faz-se necessária a ligadura intraoperatória dos mesmos.

A quebra de instrumentos no interior da articulação é um acidente pouco frequente. Eles devem obrigatoriamente ser retirados do interior da articulação, podendo essa manobra ser realizada por via artroscópica ou demandando a necessidade de uma cirurgia aberta da ATM.

Outro possível acidente é a perfuração da fossa craniana média a partir da fossa mandibular, que possui uma média de espessura de 0,9 mm. Isto pode ser evitado respeitando-se o correto direcionamento do instrumento ao tubérculo articular, evitando-se a fossa mandibular.

Além disso, a distância média da artéria maxilar do ponto mais superior do côndilo mandibular é de 20,3 mm, enquanto a distância média do *tragus* até a bifurcação do nervo facial inferiormente é de 15,6 mm. Dessa forma, pode-se afirmar que ambas as estruturas se encontram suficientemente distantes da área operatória, não causando acidentes ou complicações pós-operatórias.

■ COMPLICAÇÕES PÓS-OPERATÓRIAS

As complicações ditas neurológicas mais frequentes são aquelas relacionadas com a porção sensorial do V par de nervos cranianos e seus vários ramos. O ramo auriculotemporal é o mais frequentemente afetado, evoluindo com hipoestesia ou parestesia transitória, cuja regressão se dá em poucos meses. Isto se deve à proximidade deste ramo nervoso do primeiro ponto de entrada utilizado na artroscopia. Este localiza-se a uma distância média de 10 mm anteriormente à porção mais posterior do *tragus*, enquanto o nervo auriculotemporal assume um trajeto ascendente com a artéria e veia temporal superficial a uma distância média de 12,8 mm da mesma região. Isto justifica hipoestesia e parestesia nas regiões pré-auricular e temporal no pós-operatório. Da mesma forma, pode ocorrer hemorragia transoperatória pela proximidade com os vasos temporais superficiais.

Poucos casos de lesões à porção motora do VII par craniano também foram descritos na literatura, cujo dano regride em alguns meses. Isto se deve à proximidade deste nervo com o segundo ponto de entrada da artroscopia (em média 20 mm à frente da porção mais posterior do *tragus*). O ramo temporal cruza o arco zigomático em direção superoanterior a uma distância média da referida região de 22,5 mm.[1] Dessa forma, paralisia facial temporária pode ser observada na região frontal.

As complicações otológicas são as mais frequentes relatadas na literatura e na prática clínica em razão, principalmente, da proximidade das estruturas da orelha com a ATM. Os primeiros relatos na literatura demonstraram a ocorrência de lesões à membrana timpânica e aos ossículos da orelha média. Outros relatos apontaram casos de otite média e orelha externa. Para evitar esse tipo de complicação, deve-se ter cuidado com o posicionamento da óptica e dos instrumentais, bem como sempre realizar com o auxílio de um otoscópio um exame do conduto auditivo para secar ou remover possíveis coágulos no interior do mesmo.

Autores, como McCain e Yang, descreveram na literatura técnicas avançadas para a discopexia por via artroscópica. No entanto, a curva de aprendizado para a realização deste procedimento é longa. Estima-se que a prática de um mínimo de 40 procedimentos artroscópicos seja necessária, além de vasta experiência em artroscopia diagnóstica e em triangulação intra-articular. Dessa forma, este procedimento é recomendado para casos específicos e reservados para a execução por profissionais extremamente experientes na área dos procedimentos artroscópicos.

■ BIBLIOGRAFIA

Greene MW, Hackney FL, Van Sickels JE. Arthroscopy of the temporomandibular joint: an anatomic perspective. *J Oral Maxillofac Surg* 1989;47(4):386-89.

Holmlund A, Hellsing G. Arthroscopic surgery of the temporomandibular joint. Internal derangement with persistent closed lock. *Oral Surg Oral Med Oral Pathol* 1986;62:361-71.

McCain JP. Arthroscopy of the human temporomandibular joint. *J Oral Maxillofac Surg* 1988;46:648-55.

McCain JP, Podrasky AE, Zabiegalski NA. Arthroscopic disc repositioning and suturing: a preliminary report. *J Oral Maxillofac Surg* 1992;50(6):568-79.

Murakami K. Hoshino K. Regional anatomical nomenclature and arthroscopic terminology in human temporomandibular joints. *Okajimas Folia Anat Jpn* 1982;58:745-60.

Ohnishi M. Arthroscopy of the temporomandibular joint. *J Jap Stomatol Soc* 1975;42:207-13.

Sanders B. Arthroscopic surgery of the temporomandibular joint: treatment of internal derangement with persistent closed lock. *Oral Surg Oral Med Oral Pathol* 1986;62:361-72.

Takagi K. Arthroskopie. *J Jap Orthop Surg Soc* 1939;14:359-441.

Yang C, Cai XY, Chen MJ et al. New arthroscopic disc repositioning and suturing technique for treating an interiorly displaced disc of the temporomandibular joint:
part I – technique introduction. *Int J Oral Maxillofac Surg* 2012;41(9):1058-63.

Zhang et al. New arthroscopic disc repositioning and suturing technique for treating internal derangement of the temporomandibular joint: part II — magnetic resonance imaging evaluation. *J Oral Maxillofac Surg* 2010;68(8):1813-1.

Plicatura de Disco Articular da ATM

5

Érica Cristina Marchiori ♦ Fábio Ricardo Loureiro Sato ♦ Danillo Costa Rodrigues
Roger William Fernandes Moreira

■ TRATAMENTO CIRÚRGICO DAS DTMs

Desarranjos nas ATMs são condições relativamente comuns, estimando-se que 12 a 87% da população norte-americana possui, no mínimo, um sinal de disfunção temporomandibular (DTM). A maioria das DTMs é muscular e, geralmente, tratada com sucesso por meio de terapias conservadoras ou não cirúrgicas. As DTMs intra-articulares (ou desarranjos internos) estão também fortemente associadas à sintomatologia dolorosa e pertencem a um dos mais desafiadores campos de atuação do cirurgião bucomaxilofacial, responsáveis também por muitas controvérsias na literatura. As DTMs são geralmente caracterizadas por dor, diminuição da função e mobilidade, e ainda pela ocorrência de sons articulares, como cliques ou estalidos e crepitação.

De uma forma geral, a terapia conservadora, instituída por meio de medicamentos, placas oclusais, ajustes oclusais e fisioterapia, tem-se mostrado efetiva. A intervenção cirúrgica é geralmente reservada para os casos em que a terapia conservadora falhou em diminuir a dor e melhorar a restrição de abertura bucal ou ainda para os casos avançados de desarranjos internos, com presença de osteoartrite, degenerações, deslocamentos de disco, adesões e perfurações de disco. Os critérios para considerar o tratamento cirúrgico da ATM como sucesso são: estabilidades esqueletal e oclusal, diminuição das dores miofascial e articular, além de abertura bucal superior a 35 mm.

Os deslocamentos de disco articular são consequência da função biomecânica anormal entre o côndilo e o disco, que podem acontecer com ou sem redução espontânea durante a manobra de abertura bucal. Esse deslocamento pode resultar em diminuição do espaço articular, cliques ou estalidos, crepitação, artrite, reabsorção condilar, deformidades mandibulares, má oclusão e inflamação, causando dor e disfunção articular.

Considerando-se o deslocamento de disco articular com redução à manobra de abertura bucal, o disco está deslocado anteromedialmente em repouso, na posição de boca fechada. Cliques na abertura e no fechamento são comuns nesses pacientes, coincidindo com o deslocamento e a redução do disco, respectivamente.

Casos de deslocamento anterior de disco sem redução podem ocorrer em pacientes com experiência crônica de deslocamentos com redução, em que alongamento adicional nos ligamentos colaterais do disco e lâmina retrodiscal superior podem prejudicar o retorno do disco à posição normal durante a abertura bucal. Se o côndilo se mover para frente e o disco não retornar para sua relação normal entre côndilo/fossa, o deslocamento de disco sem redução se instala.

Vários métodos têm sido descritos para o tratamento cirúrgico dos desarranjos internos da ATM, como eminectomia, enxertos na eminência articular, discoplastia, próteses articulares, plicatura do disco articular por meio de suturas ou uso de âncoras ósseas. Os significados dos termos plicatura e discopexia têm sido alvo de controvérsias entre os cirurgiões. Nós preferimos utilizá-los como sinônimos, definindo-os como o reposicionamento do disco articular por meio de suturas ou âncoras ósseas, associado a suturas.

Pesquisas anteriores mostram resultados clínicos variáveis de cirurgias de reposicionamento de disco articular da ATM, com insucessos relacionados com a falta de estabilidade a longo prazo, indicando a necessidade de melhoria dos métodos de estabilização do disco. Na tentativa de solucionar o problema, Cottrell & Wolford (1993) desenvolveram uma técnica cirúrgica que utiliza uma âncora óssea para estabilizar o disco articular. O reposicionamento de disco com a utilização de miniâncora Mitek (Mitek Mini-anchor, Mitek Products Inc., Westwood, Mass) é um tratamento inovador e vem apresentando ótimos resultados clínicos, sendo especificamente aprovado pela *Food and Drug Administration* para uso na ATM.

A partir de 1993, muitos tipos de âncoras ósseas foram desenvolvidas, com grande variação no desenho, material (aço inoxidável, titânio, polímeros, absorvíveis ou não) e dimensões, cada um apropriado para uso específico (Fig. 5-1). Um dos requisitos das âncoras de sutura é que ela deve resistir à avulsão, mantendo o tecido mole junto ao osso pelo tempo que for necessário para que ocorra a cicatrização.

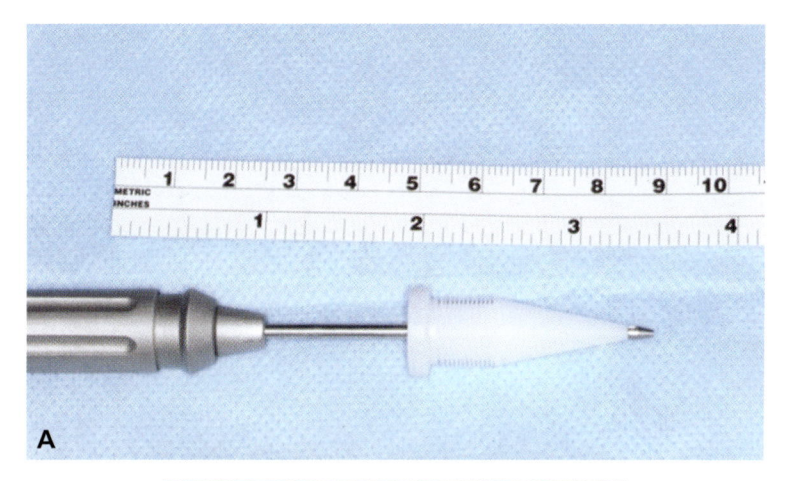

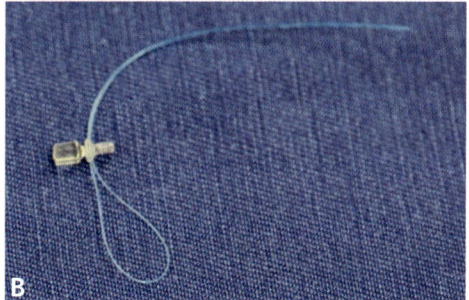

Fig. 5-1. (A) Miniâncora de sutura acoplada à chave de inserção.
(B) Miniâncora reabsorvível com fio de sutura acoplado.

■ PROCEDIMENTO CIRÚRGICO

O procedimento cirúrgico é realizado em ambiente hospitalar, sob anestesia geral e intubação nasotraqueal. Com o paciente em decúbito dorsal, a estabilização do tubo nasotraqueal é feita pela confecção de um turbante, utilizando-se esparadrapos e um campo cirúrgico pequeno (Fig. 5-2). Isto evita que o tubo se desloque durante a manipulação da cabeça do paciente, mantendo a área operatória exposta para a abordagem. A remoção de cabelos nessa região não é necessária. Pode-se utilizar um pedaço de esparadrapo para manter os cabelos distantes do campo operatório (Fig. 5-3). Em seguida, as orelhas devem ser protegidas por meio da inserção de gaze estéril no meato acústico externo, que pode ser substituída quantas vezes forem necessárias durante a cirurgia.

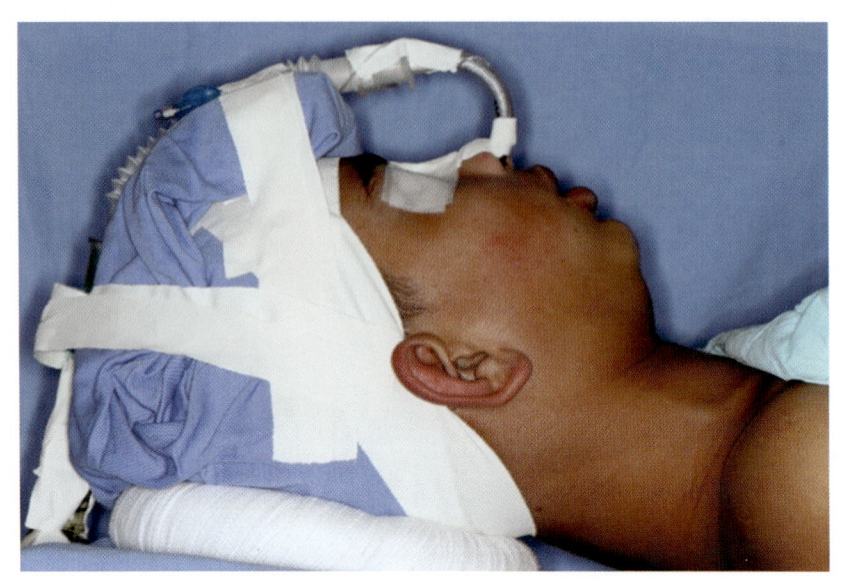

Fig. 5-2. Turbante realizado com campo cirúrgico e esparadrapos, estabilizando o tudo endotraqueal.

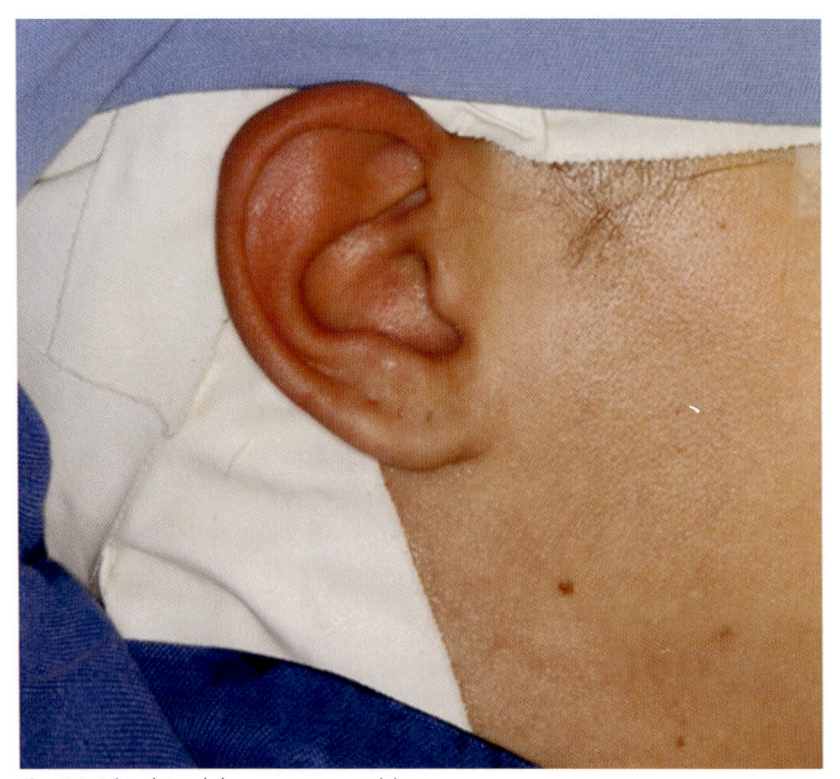

Fig. 5-3. Vista lateral do campo operatório.

Após antissepsia extrabucal com clorexidina alcoólica e colocação dos campos cirúrgicos, realiza-se a marcação da incisão com caneta dermográfica. A marcação é feita na pele na junção entre a pele da face e da orelha a uma distância máxima de 8 mm à frente do *tragus*, com formato em "V", sendo o vértice situado à frente da porção média do *tragus*. Deste ponto realizam-se as marcações superior e inferior, com aproximadamente 1 cm a 1,5 cm de extensão (Fig. 5-4).

Em seguida é realizada a infiltração local com 5 mL de lidocaína 2% e adrenalina 1:100.000 UI na região subcutânea para fins de obtenção de hemostasia adequada (Fig. 5-5).

A incisão é, então, realizada da extremidade superior ao vértice, e deste à extremidade inferior, envolvendo a pele e o tecido subcutâneo, com lâmina de bisturi nº 15 (Fig. 5-6). Antes de prosseguir com a divulsão, a eletrocauterização fornece hemostasia adicional (Fig. 5-7).

O próximo passo é a divulsão tecidual, que é realizada até a fáscia temporal superficial, utilizando-se pinça hemostática curva (Halsted-Mosquito). Esta é inserida fechada na parte inferior do tecido, sendo aberta à medida que é introduzida. Esse movimento é repetido várias vezes até que a fáscia seja visualizada. Já na extremidade superior da incisão, com a pinça aberta no interior do tecido. Uma segunda pinça é, então, inserida fechada em sentido perpendicular à anterior, sendo, então, aberta. Remove-se a primeira, que é novamente introduzida em sentido perpendicular à segunda, sendo aberta para divulsionar o tecido. Esses movimentos repetem-se várias vezes, até que a porção superficial da fáscia temporal profunda seja alcançada. Esse movimento facilita a divulsão, mas não deve ser realizado na extremidade inferior da incisão pelo risco de lesão dos ramos do nervo facial.

Após a realização da divulsão nas duas porções da incisão, a parte romba de um afastador de Senn-Muller é inserida em ambas as regiões e tracionada em sentidos opostos para se obter o afastamento desejado. Uma tesoura curva de Metzembaum é, então, inserida abaixo da porção tecidual central que não sofreu divulsão, realizando-se posteriormente a incisão desta região com eletrocautério, seguindo o formato em "V" para se obter um melhor tracionamento tecidual em sentido anterior (Fig. 5-8).

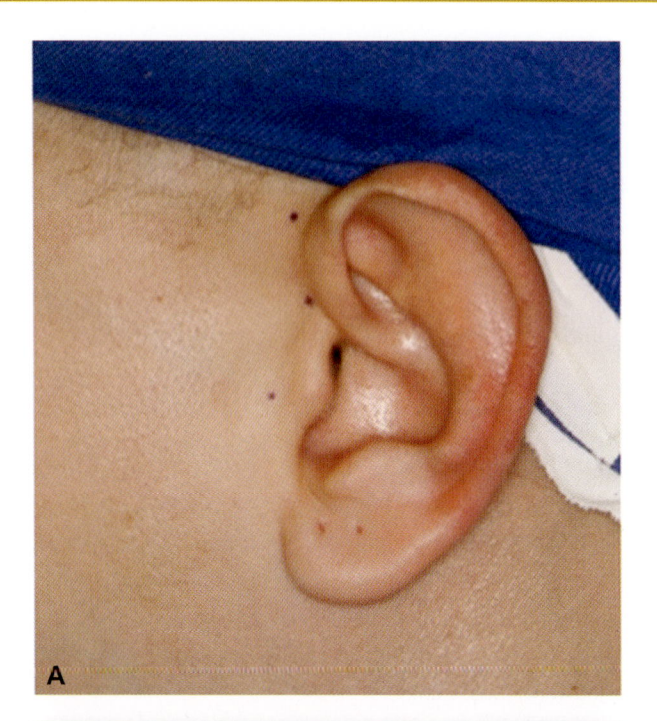

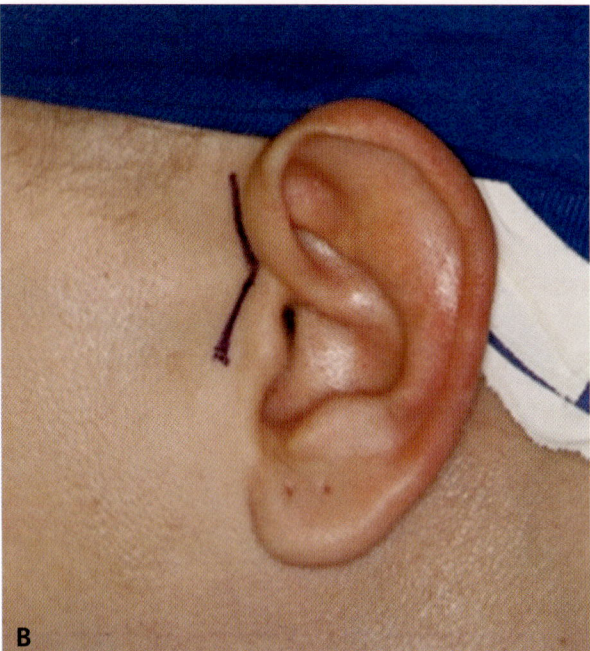

Fig. 5-4. (A) Pontos demarcados com caneta dermográfica.
(B) Incisão demarcada com caneta dermográfica.

Capítulo 5 Plicatura de Disco Articular da ATM

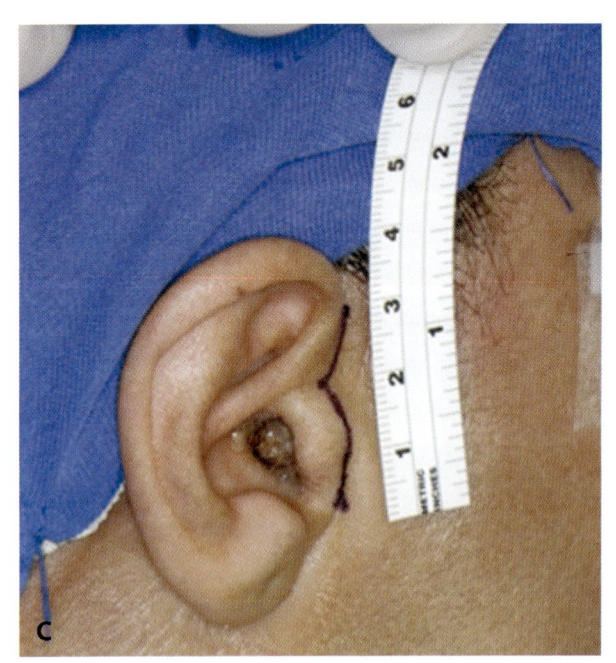

Fig. 5-4. (C) Incisão em tamanho ligeiramente maior: 3 cm.

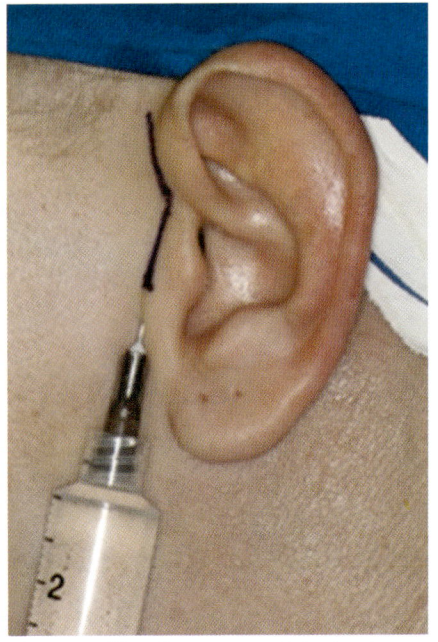

Fig. 5-5. Infiltração com anestésico local com vasoconstritor.

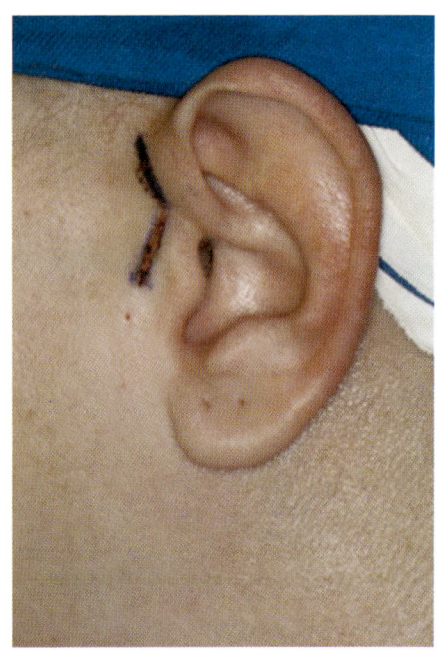

Fig. 5-6. Incisão na pele com lâmina de bisturi nº 15.

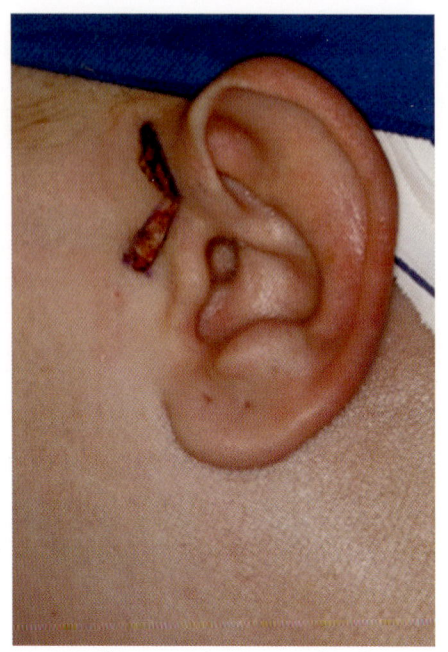

Fig. 5-7. Eletrocauterização para fins de hemostasia.

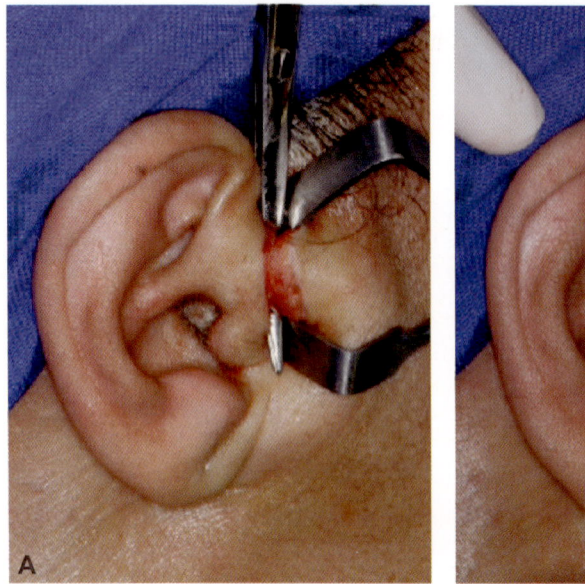

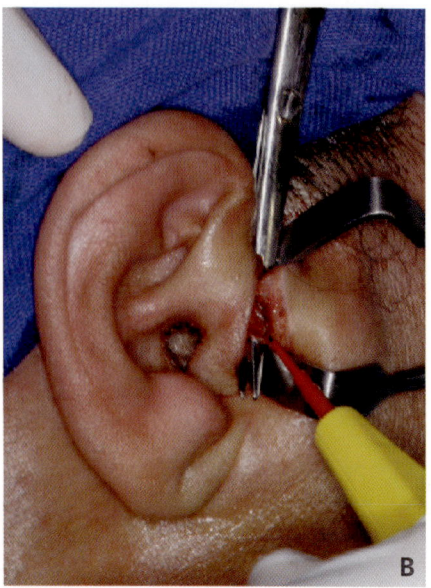

Fig. 5-8. (**A**) Com o auxílio de uma tesoura de Metzembaum, a região central do tecido é identificada. (**B**) Incisão com eletrocautério, seguindo a orientação da incisão na pele.

O tecido é posteriormente divulsionado em direções superior, anterior e inferior, utilizando-se gaze seca e descolador de Molt, de forma que o tecido possa ser tracionado anteriormente. É possível observar um aspecto brilhante da camada superficial da fáscia temporal profunda (Fig. 5-9). Esta é uma camada fibrosa de coloração branco-brilhante e localiza-se acima do músculo temporal. Nos 2/3 superiores da fossa temporal a fáscia é constituída por apenas uma camada, dividindo-se inferiormente em duas camadas: superficial e profunda. Entre elas, acima do arco zigomático, existe um coxim gorduroso que é identificado durante a cirurgia. O nervo auriculotemporal e pequenos vasos temporais encontram-se retraídos com o retalho. Hemostasia adicional com eletrocautério pode ser necessária.

Em seguida realiza-se uma incisão angulada (45°) na referida fáscia para exposição de tecido adiposo pré-fáscia temporal profunda. Esta incisão inicia-se à frente do *tragus*, na raiz do arco zigomático, e segue anterossuperiormente em direção à porção superior da incisão, com aproximadamente 4 mm de extensão (Fig. 5-10).

Neste momento é possível identificar, com o auxílio de um descolador de Molt, o tecido adiposo presente entre as duas camadas da fáscia temporal profunda (Fig. 5-11). A partir deste ponto, uma segunda incisão, agora em sentido vertical paralela ao *tragus*, é realizada até a profundidade do descolador para exposição da camada profunda da fáscia temporal. O tecido é novamente divulsionado utilizando-se gaze seca e descolador de Molt em sentido anterior, e hemostasia com eletrocautério pode ser necessária (Fig. 5-12).

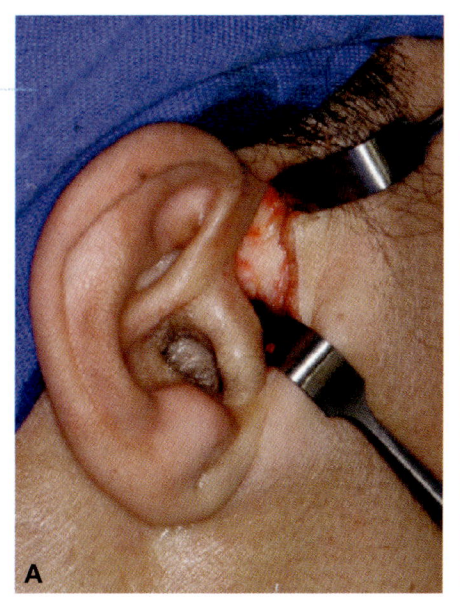

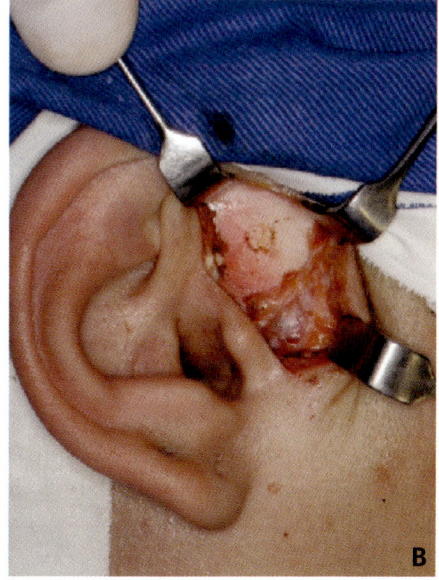

Fig. 5-9. (**A** e **B**) Aspecto brilhante da camada superficial da fáscia temporal.

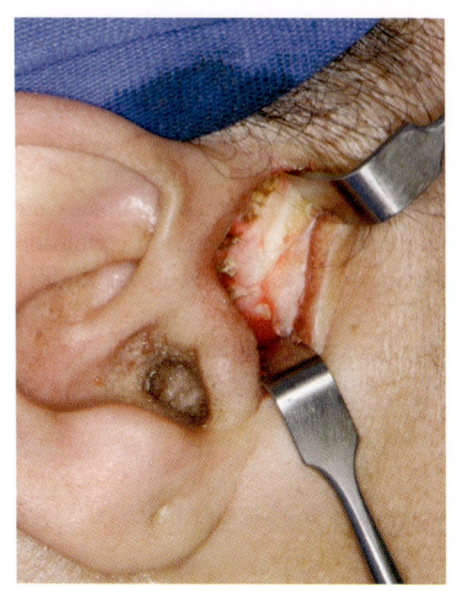

Fig. 5-10. Demarcação com eletrocautério da incisão angulada a ser realizada na camada superficial da fáscia temporal.

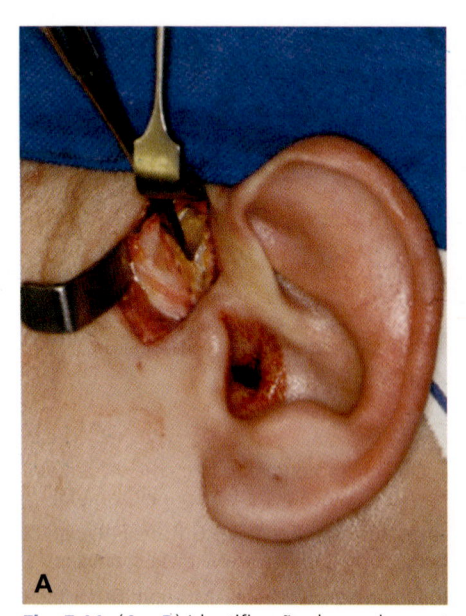

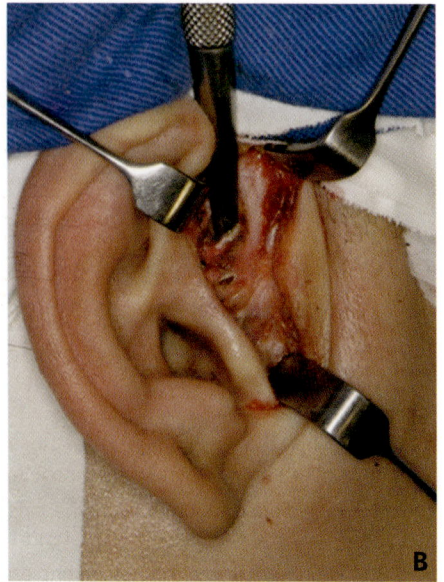

Fig. 5-11. (**A** e **B**) Identificação da gordura entre camadas da fáscia temporal.

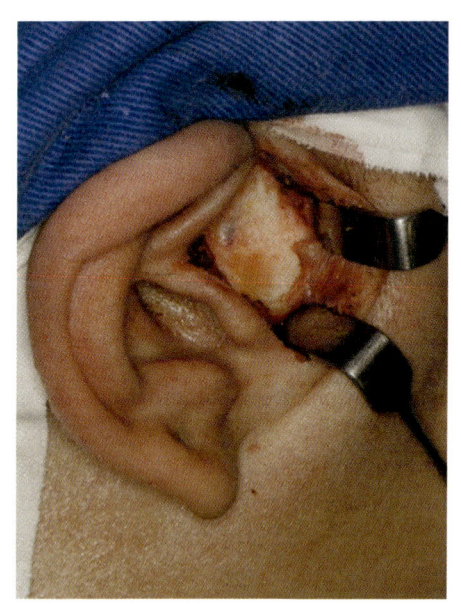

Fig. 5-12. Realizando incisão em sentido vertical. Verifica-se a camada profunda da fáscia temporal.

A incisão horizontal de, aproximadamente, 2 cm sobre o arco zigomático e o descolamento tecidual proporcionam exposição adequada à cápsula da ATM e eminência articular (Fig. 5-13). Em seguida, a inserção da cápsula articular no arco zigomático é incisada, estendendo-se até 1 cm anteriormente à eminência articular. A desinserção da cápsula com descolador de Molt resultará em exposição do espaço articular superior (Fig. 5-14). São visualizadas aderências intra-articulares, constituídas de tecido conectivo fibroso, resultantes do processo de osteoartrite. Estes tecidos interferem na mobilidade articular e devem ser removidos.

Neste momento, em pacientes com deslocamento anterior do disco articular, estando os mesmos com a boca fechada, é possível observar o tecido retrodiscal, entre a cavidade glenoide e o côndilo mandibular (Fig. 5-15). Ocasionalmente, pequenos vasos sanguíneos hiperêmicos são visualizados. Com o auxílio de uma pinça Adson com dente, e realizando abertura bucal do paciente, o disco articular é identificado (Fig. 5-16). Dependendo do grau de deslocamento, este pode localizar-se imediatamente à frente do côndilo mandibular, ou até mesmo à frente da eminência articular. A Figura 5-17 mostra uma perfuração do disco articular, que só pode ser visualizada a olho nu. A RMN não é conclusiva em relação a este achado. É apenas sugestiva.

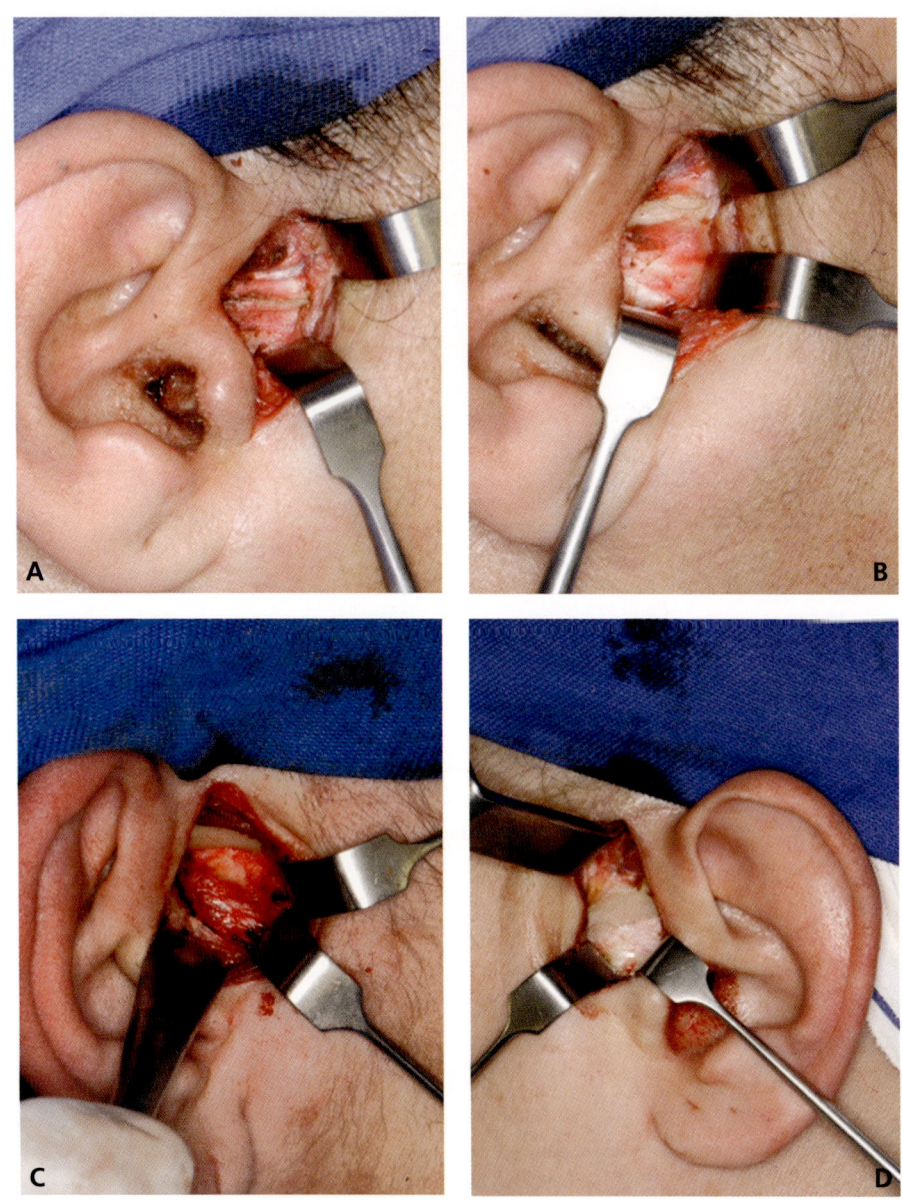

Fig. 5-13. (**A**) Incisão horizontal sobre o arco zigomático. (**B**) Descolamento tecidual e visualização da cápsula articular. (**C** e **D**) Visualização da cápsula articular.

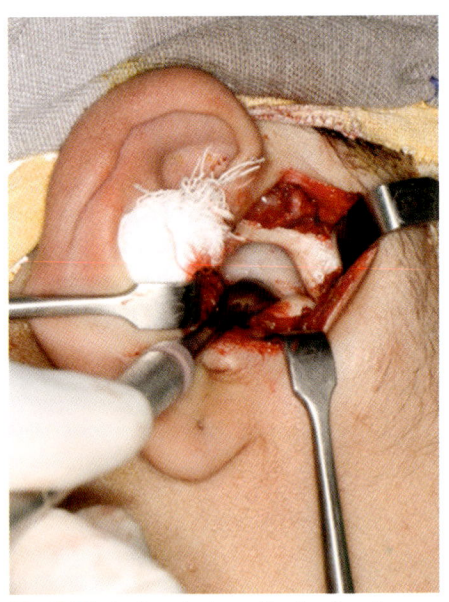

Capítulo 5   Plicatura de Disco Articular da ATM   **85**

Fig. 5-14. Após a desinserção da cápsula articular, permitindo acesso ao espaço articular superior. Visualização da fossa mandibular e eminência articular.

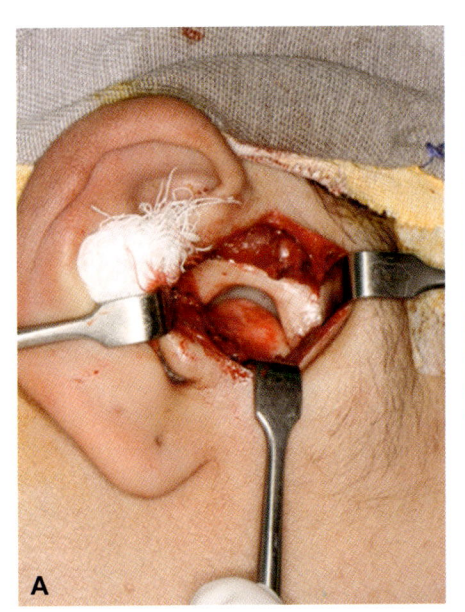

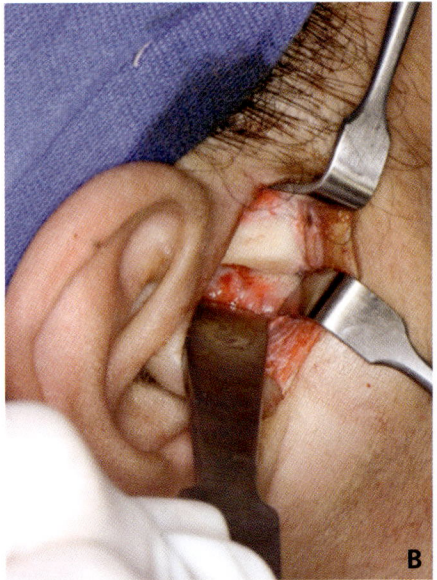

Fig. 5-15. (**A** e **B**) Paciente com boca fechada: visualização do tecido retrodiscal em contato com a fossa mandibular, o que caracteriza o deslocamento anterior do disco.

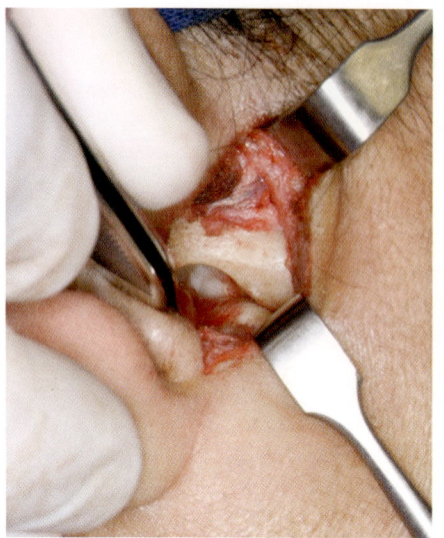

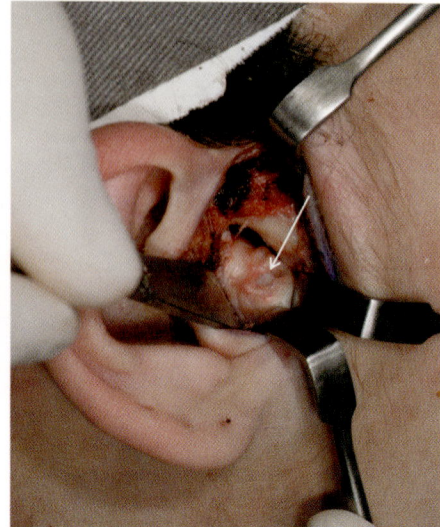

Fig. 5-16. Identificação do disco articular.

Fig. 5-17. Perfuração do disco articular.

O desgaste da eminência articular com peça reta e broca de desgaste facilita a movimentação discal, podendo ou não ser realizada. É necessário que a porção medial da articulação seja protegida com elevador de Seldin, evitando desgaste excessivo em sentido medial (Fig. 5-18). Para que o disco possa ser reposicionado

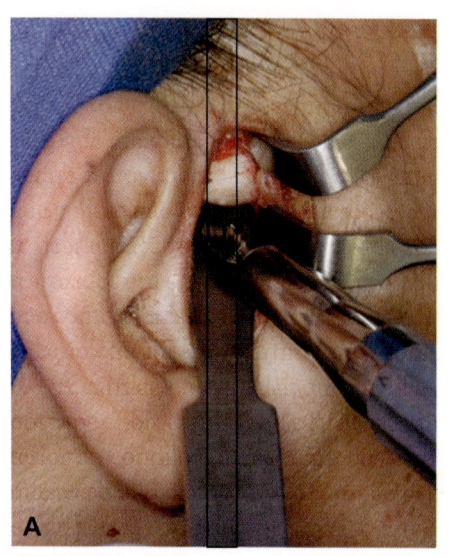

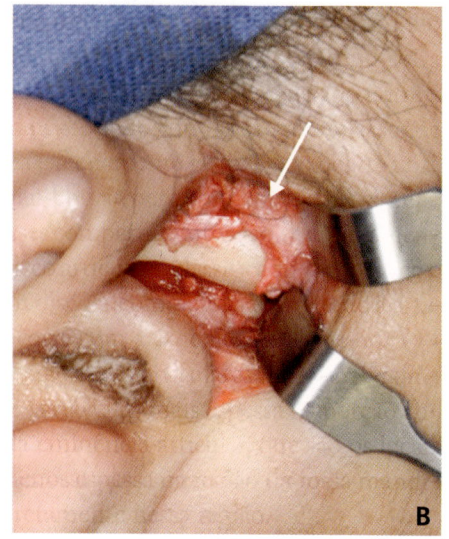

Fig. 5-18. (**A** e **B**) Desgaste discreto do vértice da eminência articular, o que facilita a movimentação discal.

em seu local original, é necessária sua desinserção do músculo pterigóideo lateral, que conecta o disco à região da lâmina óssea pterigóidea. Esta desinserção é realizada com eletrocautério ou pinça Halsted-mosquito curva, permitindo movimento e passividade ao disco articular (Fig. 5-19).

Para a realização da plicatura discal por meio de suturas, a porção central do tecido retrodiscal é incisada em formato de "V", sendo posteriormente removida (Fig. 5-20).

Dessa forma, as duas porções remanescentes do tecido retrodiscal são, então, suturadas com fio não absorvível polipropileno 3-0 ou absorvível Vycril 3-0. Isso possibilita que o disco articular seja mantido na posição correta, entre o côndilo mandibular e a cavidade glenoide. Dois pontos simples são normalmente suficientes para que o disco seja mantido em posição (Fig. 5-21). Na Figura 5-22 pode-se observar o disco articular reposicionado.

Entretanto, a plicatura do disco articular pode também ser realizada utilizando-se miniâncoras, nas quais fios de sutura agulhados são acoplados. Uma ou duas miniâncoras são inseridas. Realiza-se, inicialmente, a exposição do polo lateral do côndilo mandibular, o suficiente para que as perfurações sejam realizadas. A broca do sistema é, então, acionada, e a perfuração, realizada. Uma ou duas miniâncoras são inseridas no côndilo mandibular. Após a inserção das âncoras, realiza-se a sutura do tecido retrodiscal próximo ao disco articular (2 mm) (Fig. 5-23).

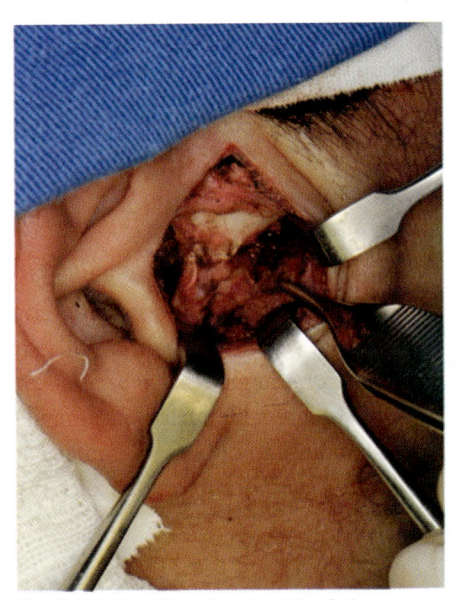

Fig. 5-19. Identificação e incisão da inserção do feixe superior do músculo pterigóideo lateral da borda anterior do disco articular.

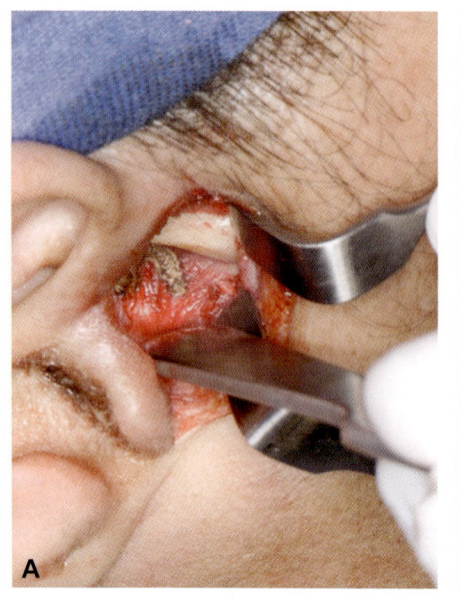

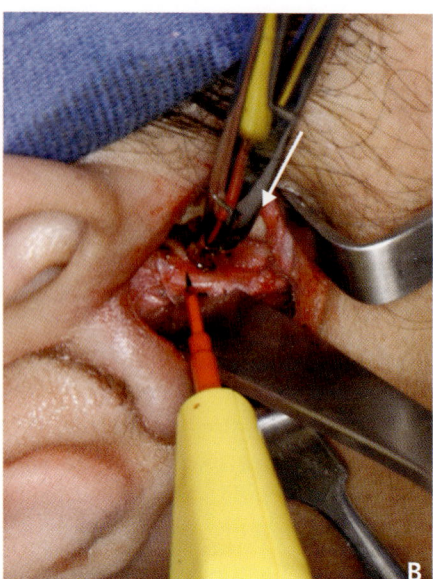

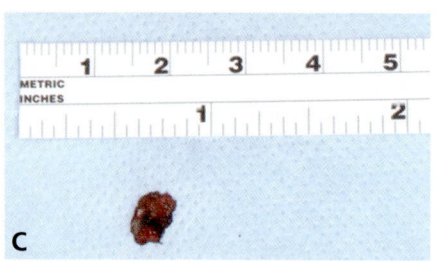

Fig. 5-20. (**A**) Incisão com eletrocautério em "V" no tecido retrodiscal. (**B**) Remoção do tecido retrodiscal com eletrocautério. (**C**) Tecido retrodiscal removido.

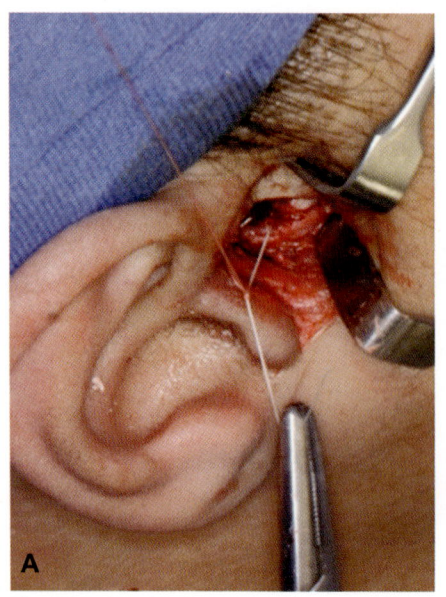

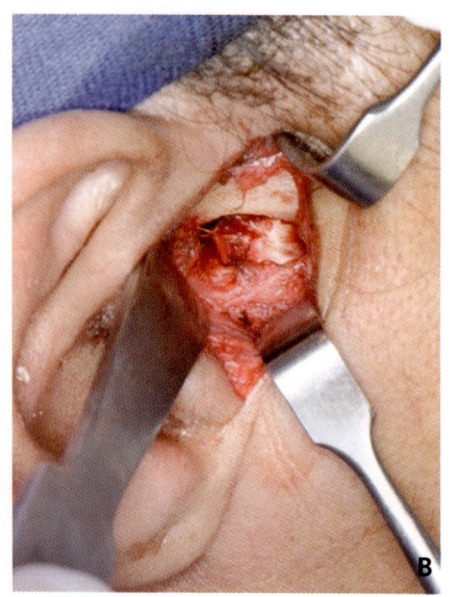

Fig. 5-21. (**A** e **B**) Plicatura do disco articular com fio de sutura Vycril 3-0.

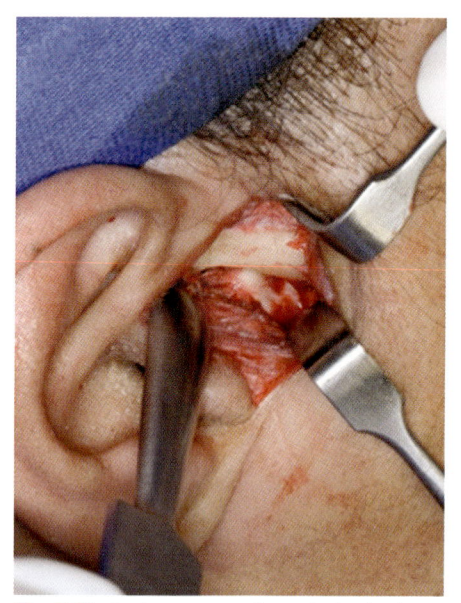

Fig. 5-22. Paciente com a boca fechada: é possível observar que o disco articular volta à sua posição normal.

Finalizado o processo de reposicionamento do disco articular, movimentos mandibulares de abertura bucal, lateralidade e protrusão são realizados, e o posicionamento das âncoras é avaliado (Fig. 5-24).

Em seguida, realiza-se a lavagem da articulação com soro fisiológico 0,9% seguido de sutura do tecido subcutâneo com fio absorvível Vycril 4-0. Normalmente 3 a 5 pontos simples são suficientes. A sutura da pele é realizada com fio de Nylon 6-0, de forma contínua para minimizar cicatriz. Curativo com gaze e micropore é realizado de forma compressiva e mantido por bandagem durante 24 horas para minimizar o edema pós-operatório (Fig. 5-25). Não é necessária manutenção de dreno pós-operatório.

A alta hospitalar do paciente normalmente é prevista após 24 horas, e a medicação pós-operatória baseia-se em anti-inflamatório não esteroide e analgésicos de ações central e periférica. Dentre os cuidados pós-operatórios, a fisioterapia bucal deve ser iniciada imediatamente, com o objetivo de minimizar a formação de tecido cicatricial (tecido conectivo fibroso), além de formação precoce de aderências inflamatórias.

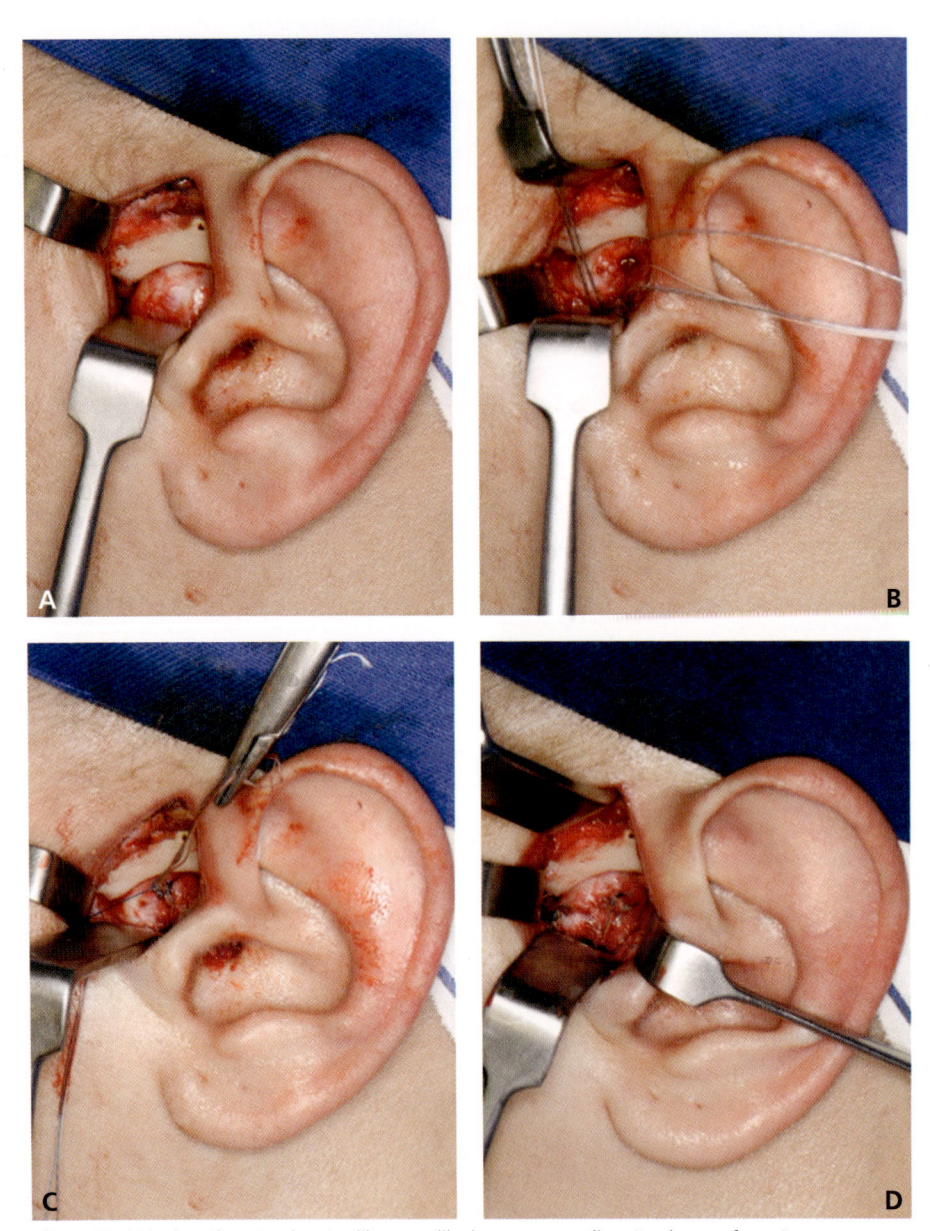

Fig. 5-23. (**A**) Identificação do côndilo mandibular para a realização das perfurações. (**B**) Inserção das miniâncoras no polo lateral do côndilo mandibular. (**C**) Plicatura sendo realizada. (**D**) Plicatura finalizada.

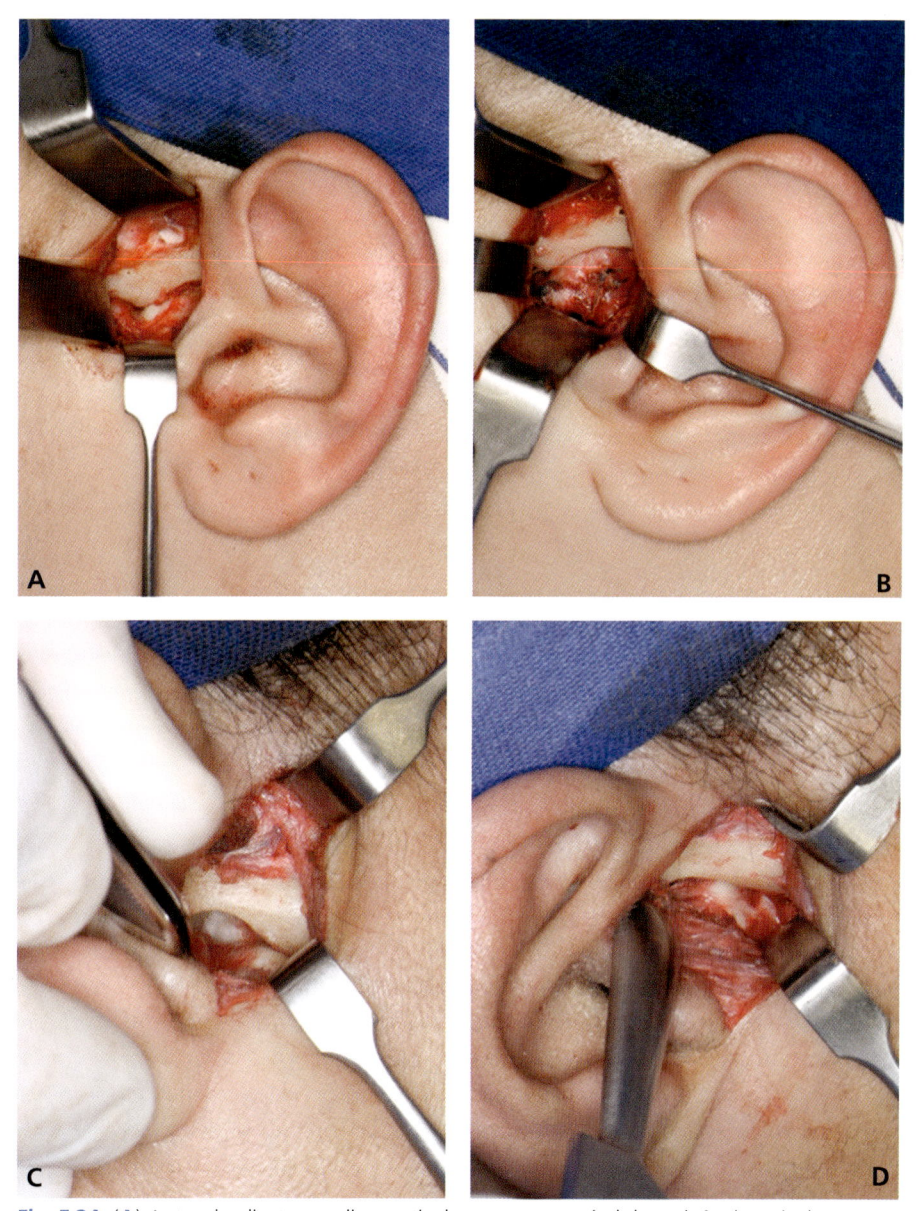

Fig. 5-24. (**A**) Antes da plicatura – disco articular ao mesmo nível da eminência articular. (**B**) Após a plicatura – disco articular reposicionado. (**C**) Antes da plicatura – disco articular ao mesmo nível da eminência articular. (**D**) Após a plicatura – disco articular reposicionado.

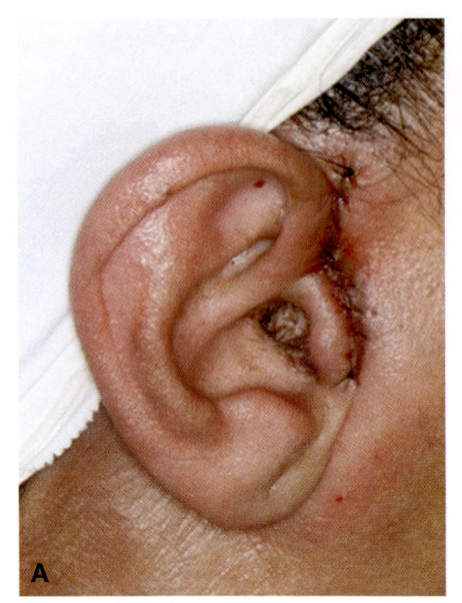

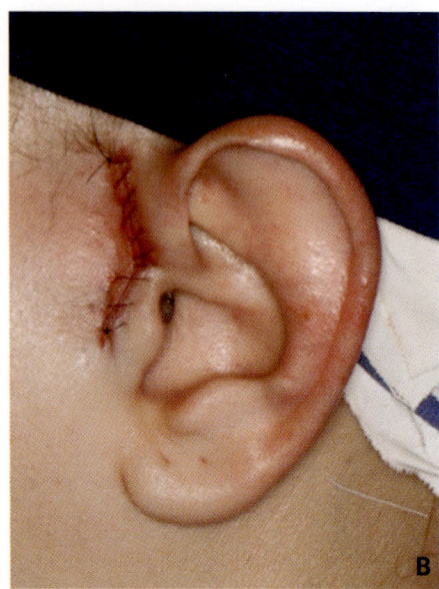

Fig. 5-25. (A e B) Sutura contínua na pele com fio de nylon 6 0.

■ COMPLICAÇÕES PÓS-OPERATÓRIAS

As principais complicações são neurológicas, relacionadas com a porção sensorial do V par de nervos cranianos e seus vários ramos. O ramo auriculotemporal é o mais frequentemente afetado, evoluindo com hipoestesia ou parestesia transitória nas regiões pré-auricular e temporal, cuja regressão se dá em poucos meses. Lesões à porção motora do VII par craniano também podem ocorrer, principalmente envolvendo os ramos temporais. Normalmente é transitória, regredindo à medida que o edema pós-operatório diminui. Hematoma e infecção pós-operatória são infrequentes. Diminuição da acuidade auditiva pode ocorrer em casos de edema pós-operatório em direção ao conduto auditivo interno extenso. O retorno da audição normal ocorre com a resolução do edema.

A presença de cicatrizes inestéticas é um achado pouco frequente. Normalmente no pós-operatório de 3 meses uma cicatriz discreta é visualizada à frente do pavilhão auricular, o que geralmente não causa desconforto ao paciente (Fig. 5-26).

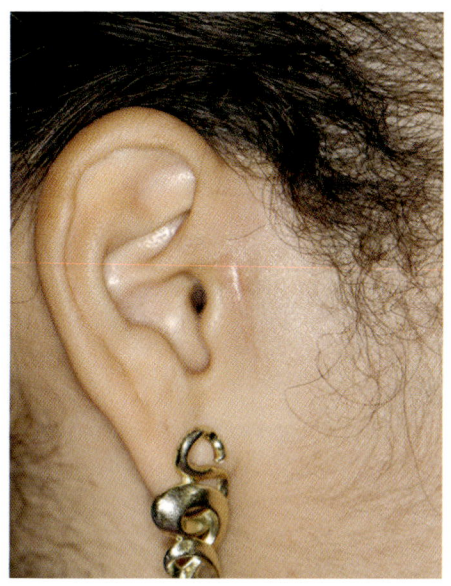

Fig. 5-26. Paciente no 3º mês pós-operatório. Uma discreta cicatriz é observada.

■ BIBLIOGRAFIA

Cardenas L, Wolford LM, Gonçalves J. Mitek anchor in TMJ surgery: positional changes and condylar effects. AAOMS 79th Annual Meeting and Scientific Sessions. *J Oral Maxillofac Surg* 1997;55:114.

Cottrell DA, Wolford LM. The Mitek mini anchor in maxillofacial surgery. *J Oral Maxillofac Surg Educational Summaries and Outlines* 1993;57(3):150.

Fields RT, Cardenas LE, Wolford LM. Rhe pullout force for Mitek mini and micro suture anchor systems in human mandibular condyles. *J Oral Maxillofac Surg* 1997;55:483-87.

Fields RT, Wolford LM. The Osseointegration of Mitek mini anchors in the mandibular condyle. *J Oral Maxillofac Surg* 2001;59:1402-6.

Flynn B, Brown DT, Lapp TH *et al.* A comparative study of temporomandibular symptoms following mandibular advancement by bilateral sagittal split osteotomies: rigid versus nonrigid fixation. *Oral Surg Oral Med Oral Pathol* 1990;70:372-80.

Gross A, Gale EN. A prevalence study of the clinical signs associated with mandibular dysfunction. *J Am Dent Assoc* 1983;107(6):932-36.

Hoffmann KD. Differential diagnosis and characteristics of TMJ disease and disorders. *Oral Maxillofac Surg Knowl Update* 1994;1:43.

Kurtz SM. Overview of PEEK biomaterials. In: Kurtz SM. *PEEK biomaterials handbook.* New York: Elsevier, 2012. p. 1-7.

May R. Polyetheretherketones. In: Mark HF, Bikales NM, Overbeger CG *et al. Encyclopedia of polymer science and engineering.* New York: Wiley, 1988. p. 313-20.

Mehra P, Wolford LM. The Mitek mini anchor for TMJ disc repositioning: surgical technique and results. *Int J Oral Maxillofac Surg* 2001b;30:497-503.

Mehra P, Wolford LM. Use of the Mitek anchor in temporomandibularj joint disc-repositioning surgery. *Bumc Proceedings* 2001a;14:22-26.

Okeson JP. Nonsurgical management of disc-interference disorders. *Dent Clin North Am* 1991;35:29.

Peterson L, Miloro M, Ghali GE *et al*. *Princípios de cirurgia bucomaxilofacial*. 2. ed. São Paulo: Santos, 2008, vol. 2.

Skinner HB. Composite technology for total hip arthroplasty. *Clin Orthop Realt Res* 1988;235:224-36.

Tanaka TT. A diagnostic and therapeutic approach for temporomandibular disorders. *CDA J* 1984;5:43.

Tavares SSS, Tavares GR, Dias-Ribeiro E *et al*. Tratamento cirurgico da luxação recidivante da articulação temporomandibular com utilização de mini-âncoras "Mitek". *Int J Dent* 2010;9(4):198-201.

Tucker MR, Dolwick MF. Management of temporomandibular disorders. In: Peterson LJ, Ellis E, Hupp JR *et al*. Contemporary oral and maxillofacial surgery. 2nd ed. Mosby, 1993. p. 713-36.

Wolford LM, Pitta MC, Mehra P. Mitek anchors for treatment of chronic mandibular dislocation. *Oral Surg Oral Med Oral Pathol Oral Radiol Endod* 2001;92:495-98.

Wolford LM. Temporomandibular joint devices: treatment factors and outcomes. *Oral Surg Oral Med Oral Pathol* 1997;83:143-49.

Prótese de ATM

Fernando Pando de Matos ♦ Fábio Ricardo Loureiro Sato
Érica Cristina Marchiori ♦ Roger William Fernandes Moreira

■ INTRODUÇÃO

Foi Christensen, em 1971, que descreveu pela primeira vez a substituição total da ATM por meio da utilização de prótese confeccionada com liga de cromo-cobalto. As próteses e os materiais aloplásticos em si utilizados na ATM passaram por um período de incertezas, uma vez que materiais, como Silastic e Proplast, proporcionavam reações de corpo estranho, sendo necessárias novas intervenções para remoção do material. Atualmente as próteses articulares são confeccionadas à base de liga de titânio, cromo-cobalto-molibdênio e polietileno de alta densidade, conferindo excelente biocompatibilidade a estes dispositivos.

As indicações para utilização de prótese total da ATM devem ser consideradas quando os danos articulares não forem passíveis de reversão e, em geral, são: artrite inflamatória que não responde a outras modalidades de tratamento; anquilose óssea ou fibrosa não responsiva a outras modalidades de tratamento; falha nos procedimentos de enxertia óssea; perda da altura do ramo mandibular e/ou relação oclusal decorrente da reabsorção óssea, trauma, anormalidades de desenvolvimento, lesões patológicas e sequelas. Dessa forma, as reconstruções com próteses de ATM têm por objetivo restaurar a forma e função mandibular e, nos casos em que há envolvimento sintomático, redução da dor.

■ TIPOS DE RECONSTRUÇÕES DISPONÍVEIS

Reconstruções da ATM podem ser realizadas, utilizando-se enxerto ósseo autógeno ou materiais aloplásticos. Estes últimos possuem algumas vantagens em relação à utilização de enxerto, incluindo a redução do tempo cirúrgico, uma vez que não há a necessidade de remoção de enxerto da área doadora; restauração da função de forma imediata; maior previsibilidade; menor morbidade pós-operatória, além da possibilidade de correção de deformidade dentofacial no mesmo tempo cirúrgico quando existente. Quando comparado às próteses de ATM, o enxerto costocondral possui maiores índices de complicações, as quais incluem crescimento ósseo descontrolado, reabsorção do enxerto e anquilose.

■ INDICAÇÕES

Dois tipos de prótese total para substituição da ATM estão disponíveis: as próteses convencionais ou de estoque, e as personalizadas ou customizadas (Figs. 6-1 e 6-2). As primeiras possuem a vantagem do menor custo e disponibilidade imediata, uma vez que não é necessária a confecção de modelos prototipados para sua obtenção. Normalmente estão disponíveis em três tamanhos distintos: pequeno, médio e grande. Já as próteses customizadas, como são confeccionadas de acordo com a anatomia do paciente, possuem a vantagem de melhor adaptação à região mandibular, o que facilita sua instalação e, consequentemente, reduz o tempo cirúrgico. Neste caso, para a confecção da prótese, o paciente deve realizar exame tomográfico da face, e os arquivos em formato Dicom são enviados a um laboratório especializado para a confecção do protótipo (Fig. 6-3). Quando a anatomia da cavidade glenoide e/ou ramo mandibular estiverem severamente alterados, a prótese customizada é mais bem indicada, pois a prótese de estoque pode não se adaptar corretamente ao local de implantação, mesmo com desgastes ósseos seletivos.

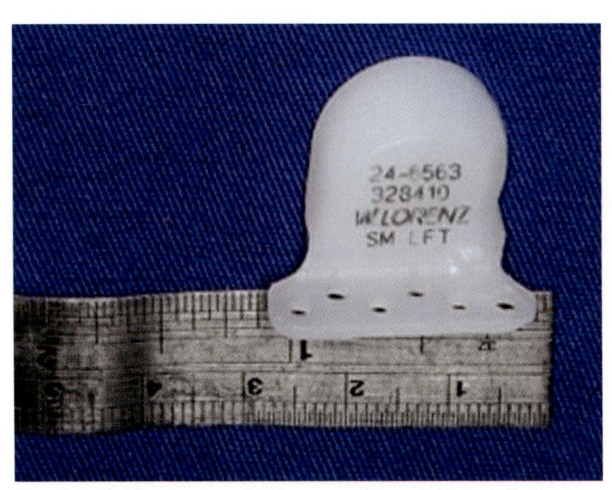

Fig. 6-1. Componente articular manufaturado em polietileno de alto peso molecular de uma prótese de estoque.

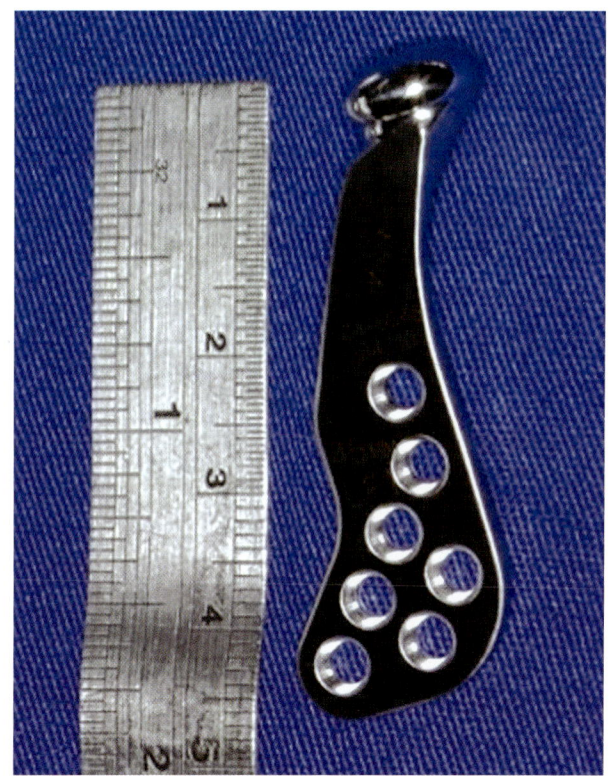

Fig. 6-2. Componente mandibular de uma prótese de estoque confeccionada em liga de cromo-cobalto-molibdênio. As próteses de estoque apresentam tamanhos predeterminados pelo fabricante.

■ CONTRAINDICAÇÕES

Podem ser consideradas contraindicações relativas à utilização de prótese de ATM: idade do paciente, uma vez que a prótese articular inviabiliza o potencial de crescimento, e, portanto, o uso de prótese em indivíduos em fase de crescimento deve ser analisado com cautela; doença sistêmica não controlada; infecção ativa no local de implantação e alergia documentada aos materiais utilizados nos componentes da prótese.

As potenciais complicações são decorrentes da manutenção ou do aumento dos níveis de dor articular, possibilidade de infecção e formação de osso heterotópico (formação de tecido ósseo ao redor da prótese onde normalmente não existe osso), o que pode diminuir a amplitude de movimentação mandibular e ocasionar dor.

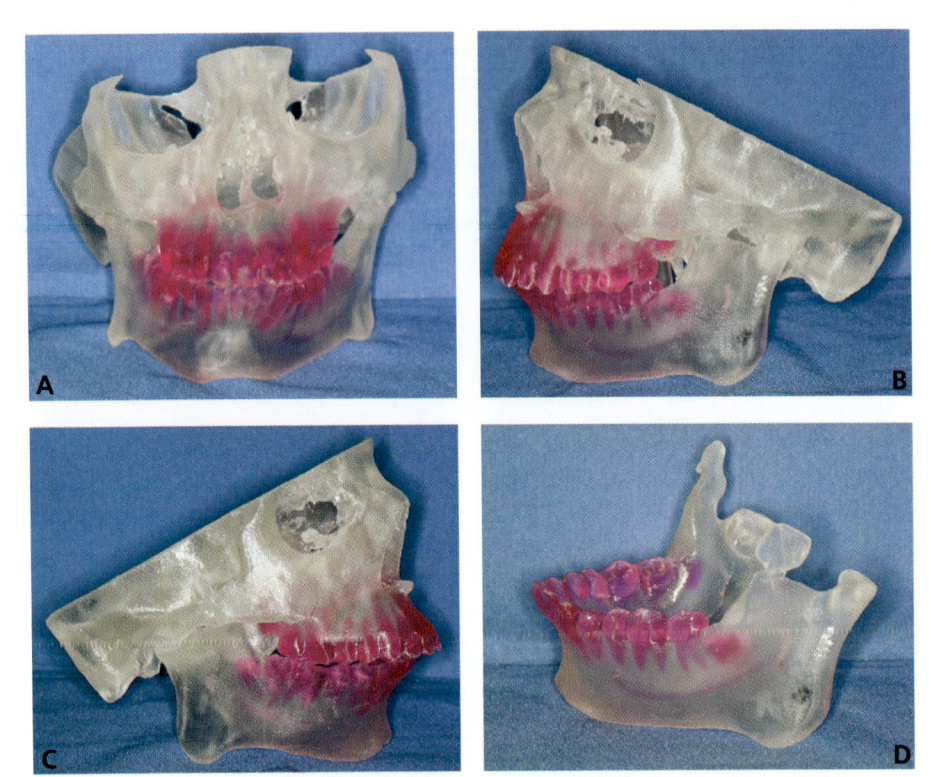

Fig. 6-3. Protótipo da face de um paciente com anquilose da ATM nas vistas frontal (**A**), lateral esquerda (**B**) e direita (**C**). Protótipo mandibular do mesmo paciente demonstrando as morfologias óssea e dentária (**D**), assim como o trajeto do canal mandibular. Este protótipo confeccionado em resina transparente é extremamente importante para o planejamento do caso, uma vez que o canal mandibular e dentes inclusos possam ser evitados como possíveis locais de inserção dos parafusos da prótese.

■ PROCEDIMENTO CIRÚRGICO

Os passos técnicos para a instalação de prótese total de ATM são demonstrados a seguir. Da mesma forma que para os outros procedimentos cirúrgicos descritos neste livro, o paciente deve permanecer em decúbito dorsal horizontal sob anestesia geral e intubação nasotraqueal. Nos casos de anquilose, um nasofibroscópio pode ser necessário para auxiliar a intubação. Um turbante preparado com campo cirúrgico de tamanho 80 × 80 cm e esparadrapo que deve envolver toda a cabeça do paciente é, então, confeccionado. Este aparato tem por finalidade evitar a entrada de cabelo no campo operatório e estabilizar o tubo de anestesia durante o procedimento, e é confeccionado previamente à realização da antissepsia e colocação dos campos cirúrgicos estéreis. Dessa forma, a equipe cirúrgica pode movimentar livremente a cabeça do paciente, diminuindo os riscos de desconexão do aparato anestésico e até mesmo de extubação (vide Fig. 5-2 – Capítulo 5).

Todos os passos técnicos para a realização do acesso pré-auricular até a exposição da cápsula articular são idênticos aos descritos no Capítulo 5. Nos casos de instalação de prótese, não há necessidade de qualquer extensão do acesso pré-auricular com a finalidade de se obter maior campo de trabalho. O acesso realizado permite adequado campo operatório à região da ATM com menor morbidade se comparado a acessos maiores do tipo Al-kayat e Bramley. As Figuras 6-4 a 6-12 ilustram o acesso pré-auricular.

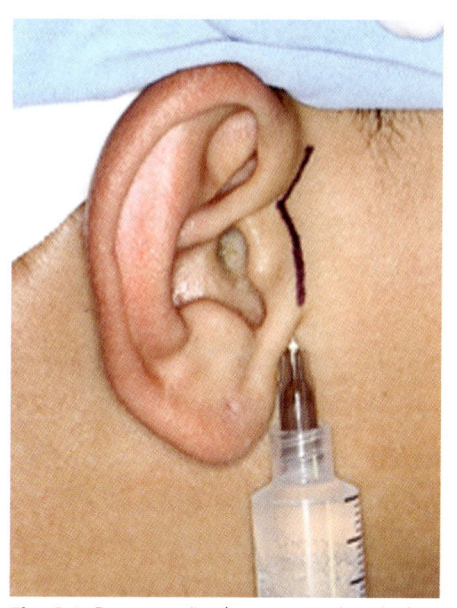

Fig. 6-4. Demarcação do acesso pré-auricular realizado na pele com caneta dermográfica. Note o formato em "V" da demarcação.
A infiltração é realizada no tecido subcutâneo com lidocaína 2% e adrenalina 1:100.000 UI.

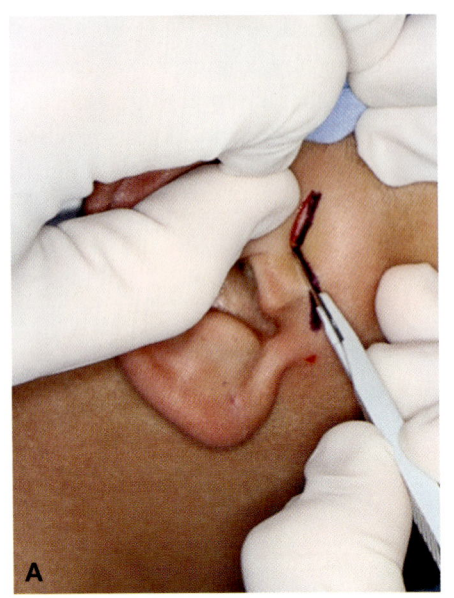

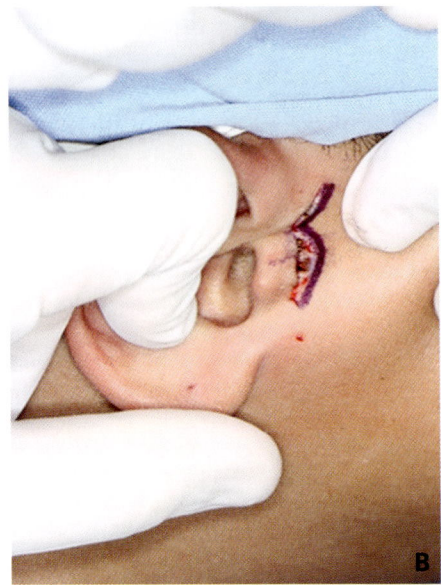

Fig. 6-5. (**A**) Incisão: pele e tecido subcutâneo. (**B**) Hemostasia com eletrocautério.

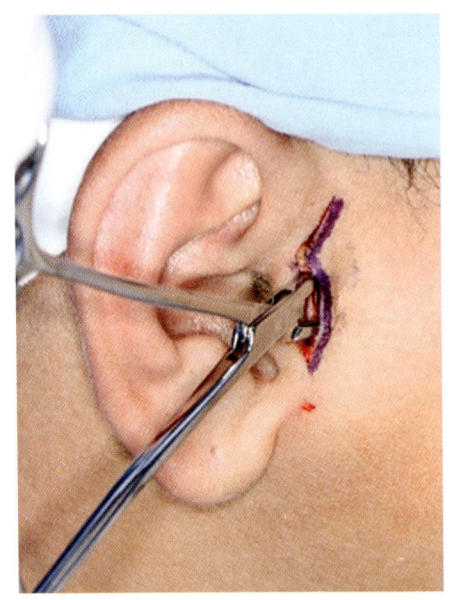

Fig. 6-6. Divulsão de tecido subcutâneo através da porção inferior da incisão com pinça Halsted-Mosquito, com objetivo de atingir a camada superficial da fáscia temporal. Na região superior, a divulsão é realizada com 2 pinças.

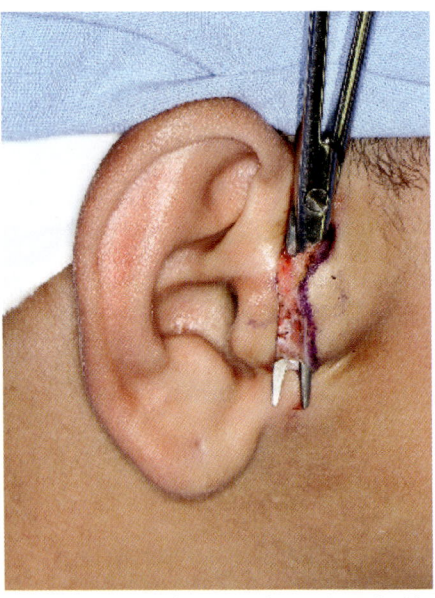

Fig. 6-7. Tesoura de Metzenbaum introduzida pelas regiões previamente dissecadas para posterior realização de incisão com bisturi elétrico.

Capítulo 6   Prótese de ATM   **101**

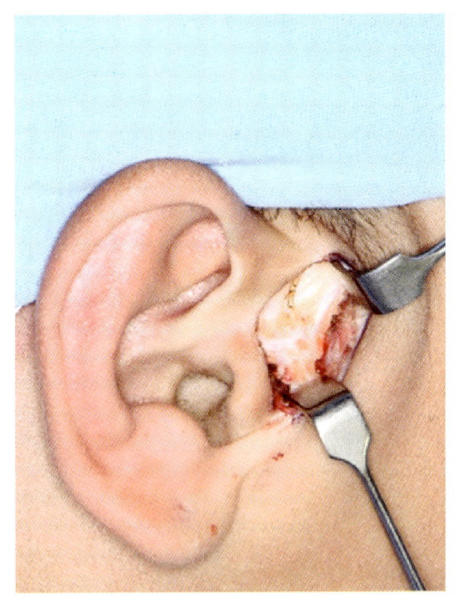

Fig. 6-8. Visualização da camada superficial da fáscia temporal.

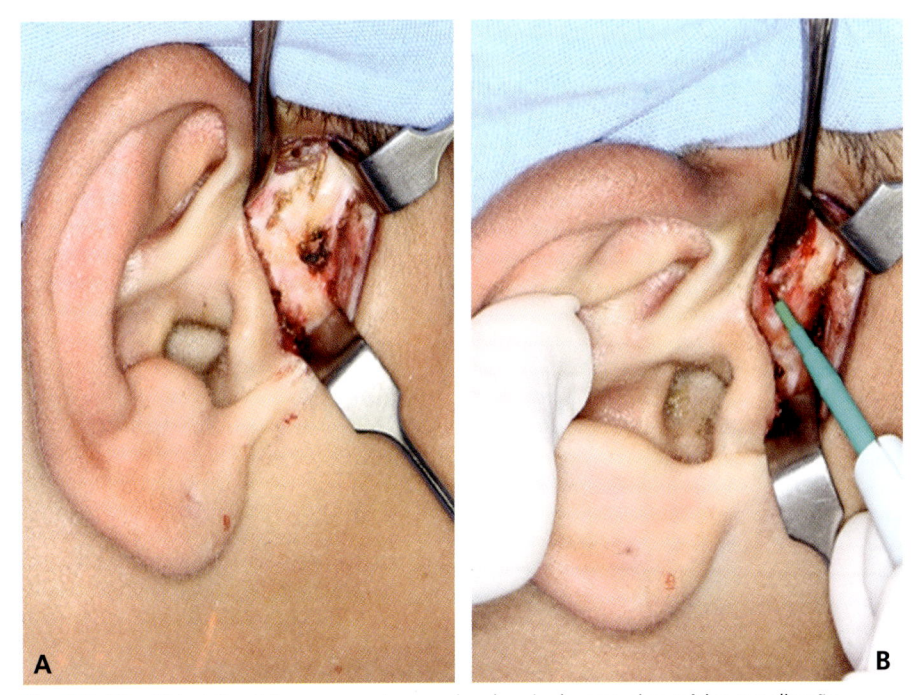

Fig. 6-9. (**A** e **B**) Incisão oblíqua na parte superior da raiz do arco zigomático em direção anterior. O descolador de Molt é introduzido abaixo do plano tecidual adiposo, seguido por incisão vertical com bisturi elétrico sobre o descolador.

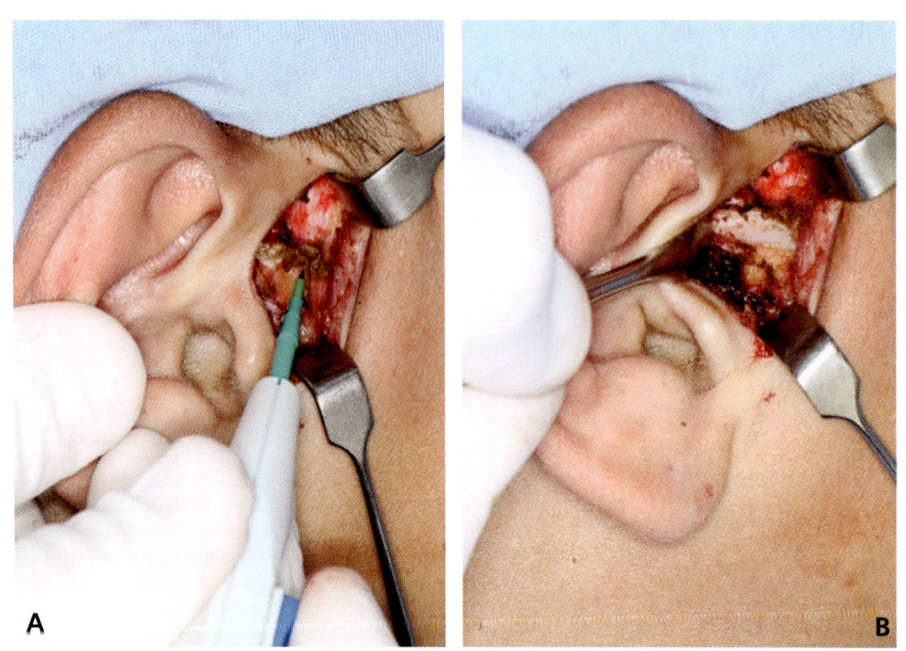

Fig. 6-10. (**A** e **B**) Incisão horizontal com bisturi elétrico na superfície lateral do arco zigomático e exposição dessa região após cauterização de vasos sangrantes.

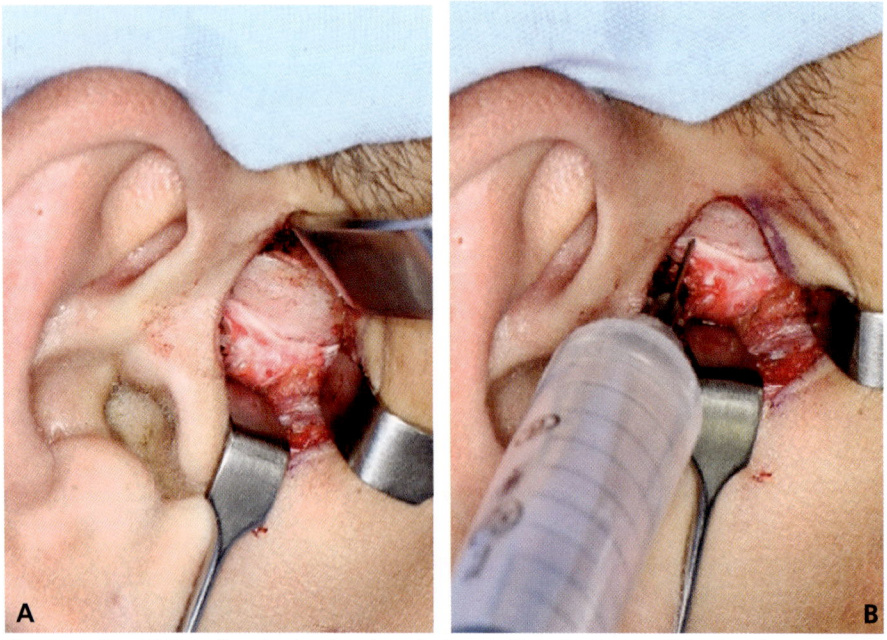

Fig. 6-11. (**A** e **B**) Visualização da cápsula articular e infiltração de anestésico local no espaço articular superior – essa etapa facilita o descolamento da cápsula articular.

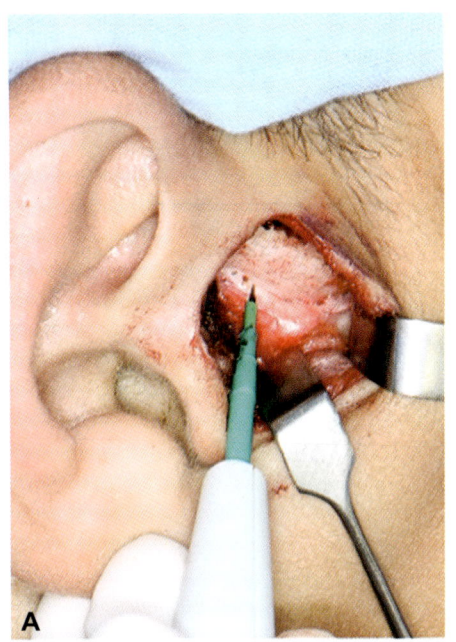

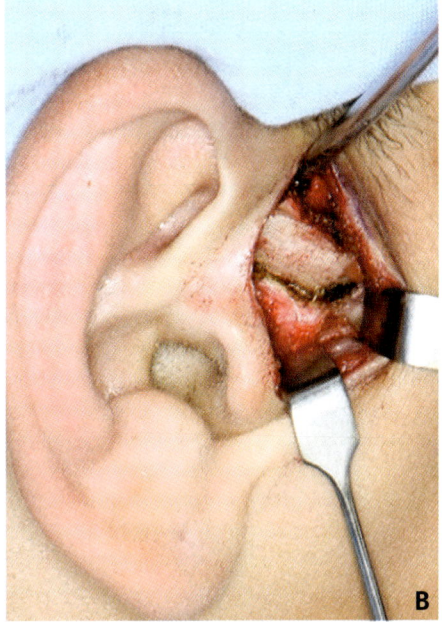

Fig. 6-12. (**A** e **B**) Incisão horizontal com bisturi elétrico na porção inferior do arco zigomático para posterior descolamento da cápsula da ATM.

Quando da exposição da cápsula articular, uma incisão vertical é realizada com o auxílio de bisturi elétrico na superfície lateral do côndilo mandibular (Fig. 6-13). O descolamento total da cápsula e do periósteo fornece exposição do tecido ósseo subjacente (Fig. 6-13). Afastadores Senn-Muller e Langenbeck proporcionam adequada visão do campo operatório e proteção tecidual. Com o uso de serra reciprocante, realiza-se osteotomia horizontal no ramo mandibular em sentido posteroanterior, logo abaixo do côndilo alterado e do processo coronoide, e acima do forame mandibular para se evitarem lesões ao feixe vasculonervoso alveolar inferior (Fig. 6-14). A remoção do processo coronoide é essencialmente importante, principalmente nos casos de anquilose da ATM, uma vez que geralmente encontra-se com algum grau de hiperplasia, podendo impedir a excursão normal da mandíbula após o procedimento cirúrgico. A serra reciprocante não deve ser introduzida profundamente, sendo o término da osteotomia realizado com o uso de cinzéis retos para minimizar a chance de lesão vascular, sobretudo, da artéria maxilar e/ou plexo venoso pterigóideo (Fig. 6-14).

A mobilização do segmento ósseo osteotomizado pode ser realizada com o uso de um separador de Smith, e a remoção óssea obtida com o auxílio de descoladores de Molt e pinça Kocher (Fig. 6-15). Neste momento, sangramento difuso pode ocorrer, e hemostasia é realizada por meio da colocação de hemostático

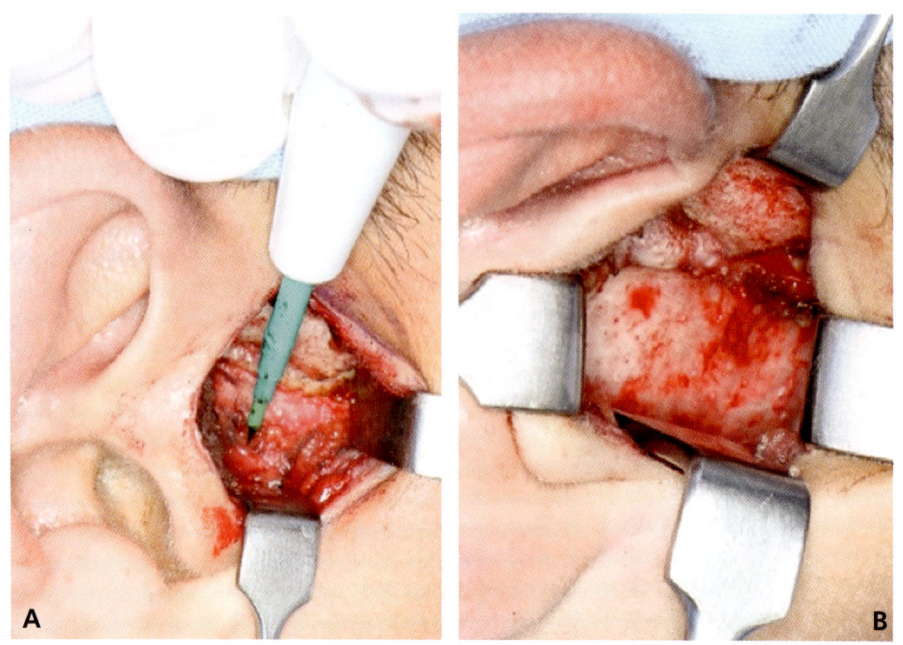

Fig. 6-13. (**A** e **B**) Incisão vertical com bisturi elétrico na cápsula de ATM (a ponta ativa do bisturi deve tocar o tecido ósseo), seguido por exposição do tecido ósseo mandibular subjacente.

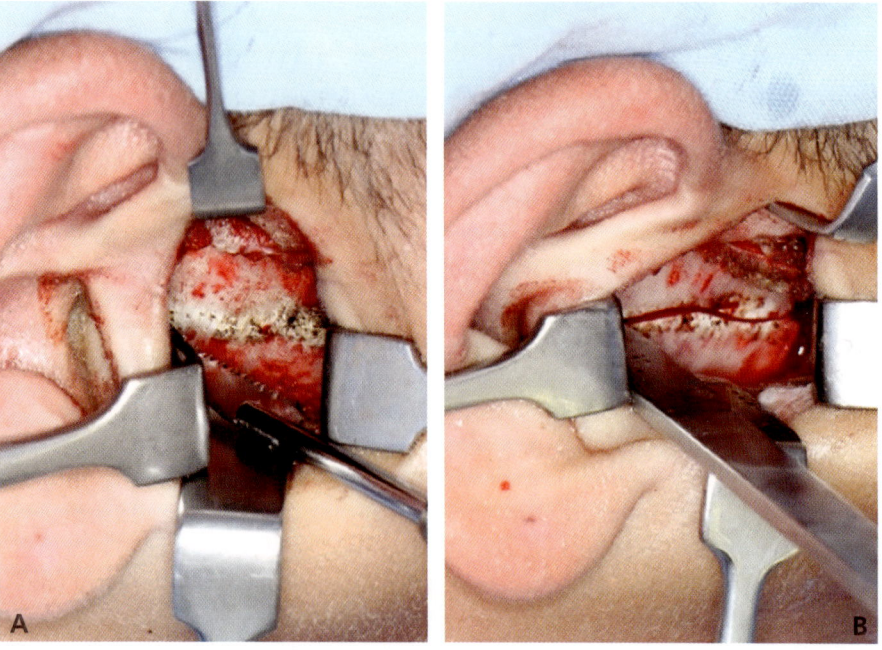

Fig. 6-14. (**A** e **B**) Demarcação da região a ser osteotomizada com o auxílio de eletrocautério e lâmina de serra reciprocante posicionada para a realização da osteotomia. A osteotomia é finalizada com o uso de cinzel reto com o objetivo de diminuir a possibilidade de lesão vascular.

(Gelfoam) e compressão com gaze (Fig. 6-16). Eletrocautério é utilizado quando algum sangramento pontual é detectável. Depois de controlado o sangramento, realiza-se desgaste ósseo com uso de broca com formato oval ou pera em regiões predeterminadas durante a confecção da prótese e que foram demarcadas nos protótipos (Figs. 6-16 e 6-17).

O componente articular da prótese confeccionado em polietileno de alta densidade é adaptado na superfície lateral do arco zigomático. A nova fossa articular deve assentar passivamente sobre a superfície óssea, e nenhuma báscula deve existir. Quando uma prótese de estoque é utilizada, o cirurgião deve adaptar a prótese e realizar a quantidade de desgaste ósseo necessária para se obter estabilidade, respeitando os limites anatômicos locais. No caso de prótese customizada, o fabricante da prótese deve enviar o componente articular com orientação para uso dos lados direito e esquerdo. Além disso, outra referência que o cirurgião pode se basear é no *stop* posterior que é mais proeminente, uma vez que seja confeccionado para se evitar luxação posterior do componente mandibular. Durante o posicionamento do componente articular deve-se verificar se todas as perfurações estão posicionadas sobre o tecido ósseo. Em caso afirmativo, realiza-se a fixação interna do componente articular com, no mínimo, quatro parafusos do sistema 1,5 mm engajados bicorticalmente (Fig. 6-18). Um tampão para fins hemostáticos é

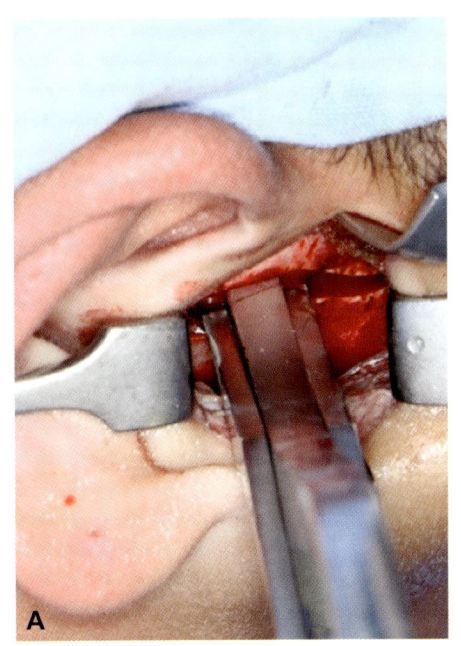

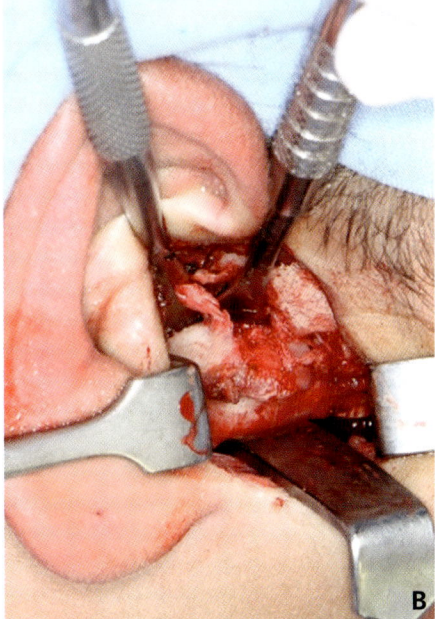

Fig. 6-15. (**A** e **B**) Mobilização do segmento osteotomizado realizado com separador de Smith e remoção óssea com uso de descoladores de Molt. Para este propósito, uma pinça Kocher também pode ser utilizada.

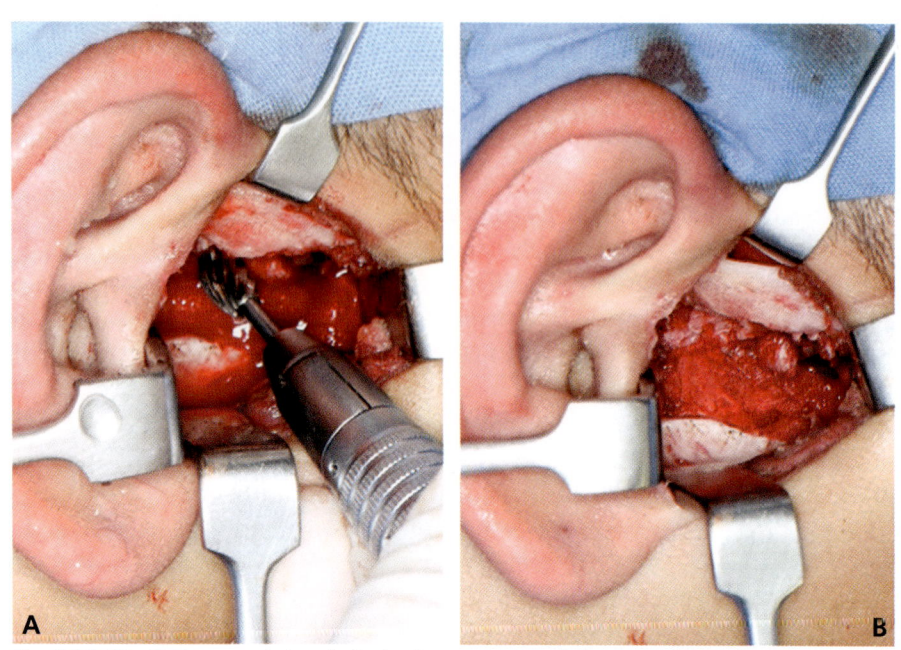

Fig. 6-16. (**A** e **B**) Desgaste de interferências ósseas com uso de broca em forma de pera montada em peça reta. Este desgaste é necessário para o assentamento passivo do componente articular da prótese. Visualização da superfície do arco zigomático após desgaste ósseo. Note a presença de hemostático local (Gelfoam) no interior do acesso cirúrgico que tem por objetivo coibir sangramentos difusos.

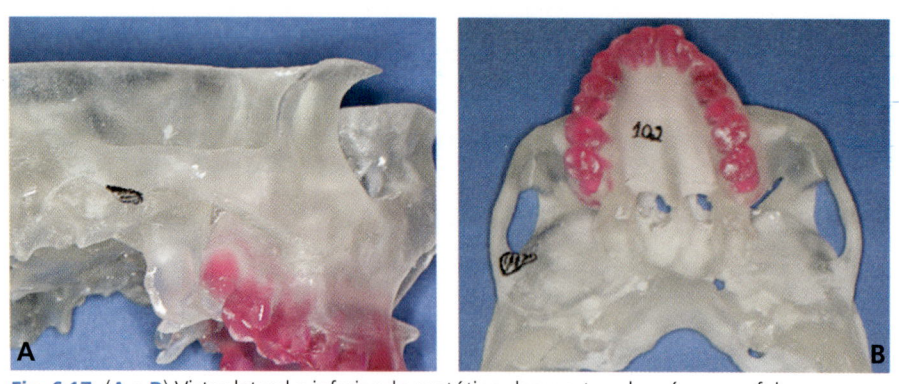

Fig. 6-17. (**A** e **B**) Vistas lateral e inferior do protótipo demonstrando a área que foi desgastada no protótipo e que deve ser desgastada no paciente. Isto facilita a adaptação da prótese.

confeccionado com duas gazes abertas e amarradas entre si e introduzido no interior do acesso cirúrgico. A pele é reaproximada por meio de sutura com fio de nylon 3-0 utilizando um ponto simples na porção central da incisão (Fig. 6-18).

Neste momento, o paciente é posicionado para a realização do acesso submandibular, pelo qual o componente mandibular da prótese será introduzido e fixado no tecido ósseo. Inicialmente, realiza-se demarcação na pele com caneta dermográfica com, aproximadamente, 4 cm de extensão e localização em torno de 1,5 cm a 2 cm abaixo do rebordo inferior do ângulo da mandíbula para evitar danos ao ramo marginal mandibular do nervo facial (Fig. 6-18). Infiltrações subcutânea e periosteal são realizadas com aproximadamente 5 mL de lidocaína 2% com adrenalina 1:100.000 UI (Fig. 6-19). Incisão com lâmina de bisturi nº 15 é realizada na pele e no tecido subcutâneo (Fig. 6-19).

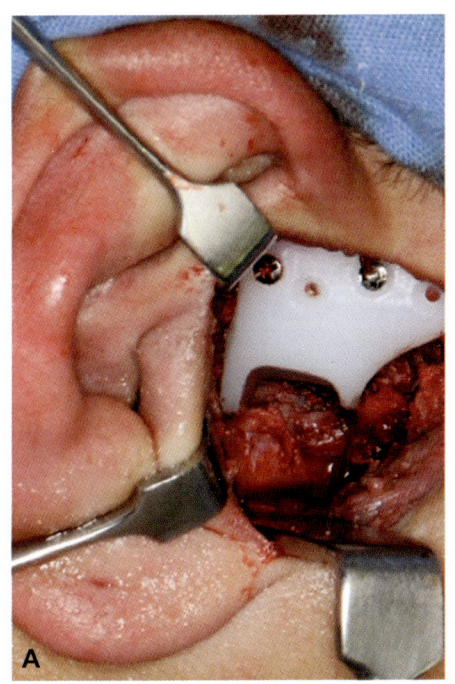

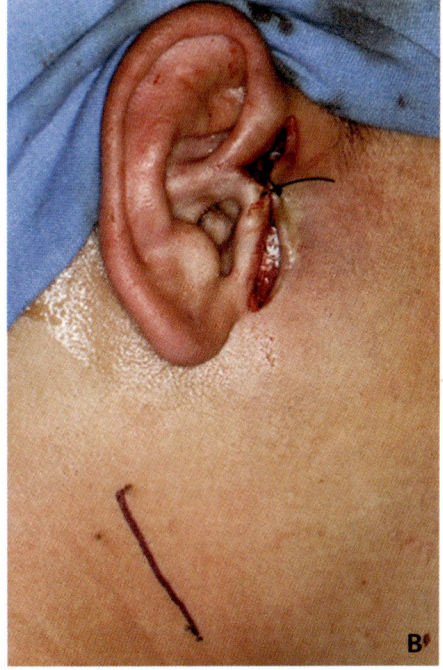

Fig. 6-18. (A e B) Componente articular da prótese sendo estabilizado com o auxílio de parafusos do sistema de 1,5 mm. Note a maior dimensão da região posterior do componente articular da prótese que deve evitar luxação posterior do componente mandibular. Após o término da fixação do componente articular, um tampão para fins hemostáticos é inserido no interior do acesso pré-auricular, e um ponto simples é realizado com fio de nylon 3-0 para reaproximar os tecidos e favorecer a hemostasia. Demarcação em pele com caneta dermográfica na região de ângulo mandibular direito com cerca de 4 cm de extensão e, aproximadamente, 1,5 cm a 2 cm abaixo do rebordo inferior da mandíbula localizada paralelamente a uma linha de ruga natural da pele.

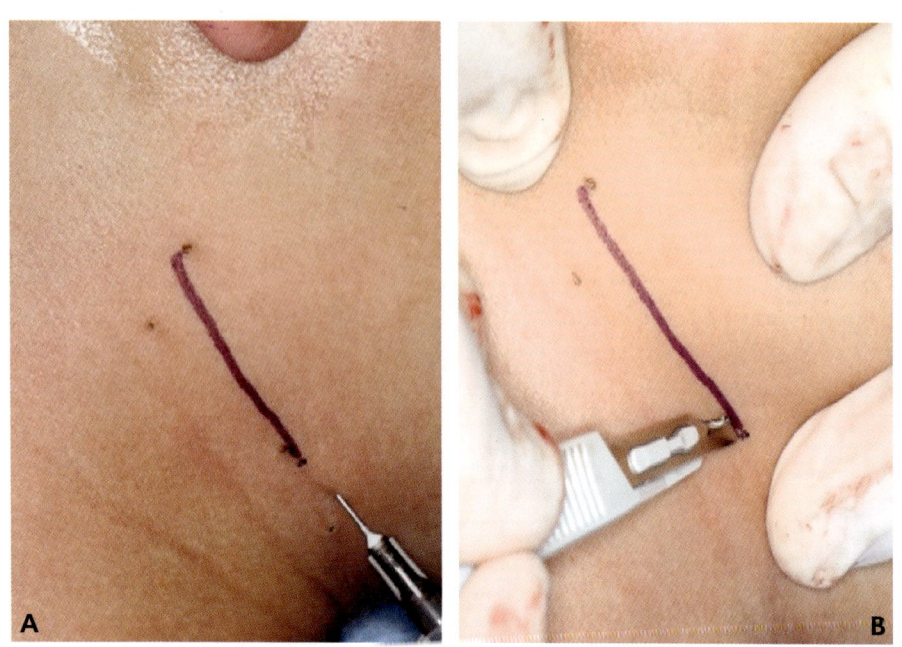

Fig. 6-19. (A e B) Infiltração anestésica subcutânea e incisão submandibular em pele e tecido subcutâneo.

Neste momento, a gordura subcutânea é visualizada e divulsionada com o auxílio de afastadores Senn-Muller. Alguns cirurgiões preferem utilizar o dedo indicador envolvido por compressa pequena para facilitar a divulsão da gordura subcutânea e facilitar a exposição do músculo platisma (Fig. 6-20). Hemostasia pode ser obtida por eletrocoagulação de vasos sangrantes. Para a divulsão do músculo platisma, são utilizadas duas pinças Adson com dente e tesoura Metzenbaum. Uma das pinças aprisiona o músculo na porção central do acesso próximo ao bordo superior da incisão, e a outra pinça é posicionada logo abaixo, próxima ao bordo inferior da incisão, criando uma ponte tecidual que é formada pelo próprio músculo platisma. A tesoura Metzenbaum é utilizada para cortar o tecido entre as pinças. Posteriormente, a tesoura é introduzida no acesso cirúrgico criado pelo músculo e direcionada para uma das extremidades da incisão, possibilitando a separação muscular do tecido subjacente (Fig. 6-20). A ponta da tesoura Metzenbaum deve ser exteriorizada na extremidade do acesso cirúrgico favorecendo a incisão do músculo com bisturi elétrico (Fig. 6-21). A mesma manobra é realizada para o lado oposto completando-se a divulsão do músculo platisma (Fig. 6-22).

Capítulo 6 Prótese de ATM 109

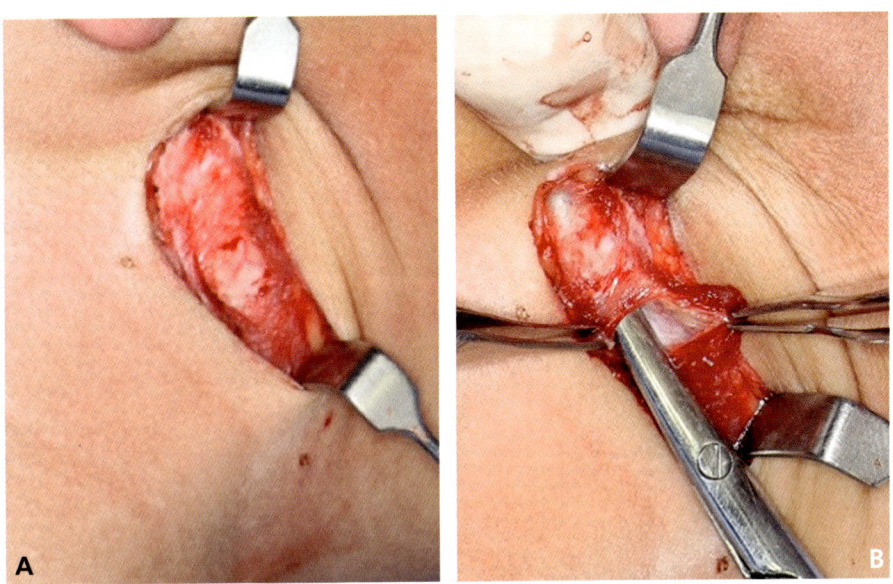

Fig. 6-20. (**A** e **B**) Exposição do músculo platisma após divulsão dos tecidos subcutâneos realizada com afastadores Senn-Muller e divulsão do músculo platisma da camada superficial da fáscia cervical profunda. Note a utilização de duas pinças Adson com dente que aprisionam e tracionam o músculo platisma facilitando a introdução da tesoura Metzenbaum que está sendo direcionada para a extremidade posterior da incisão.

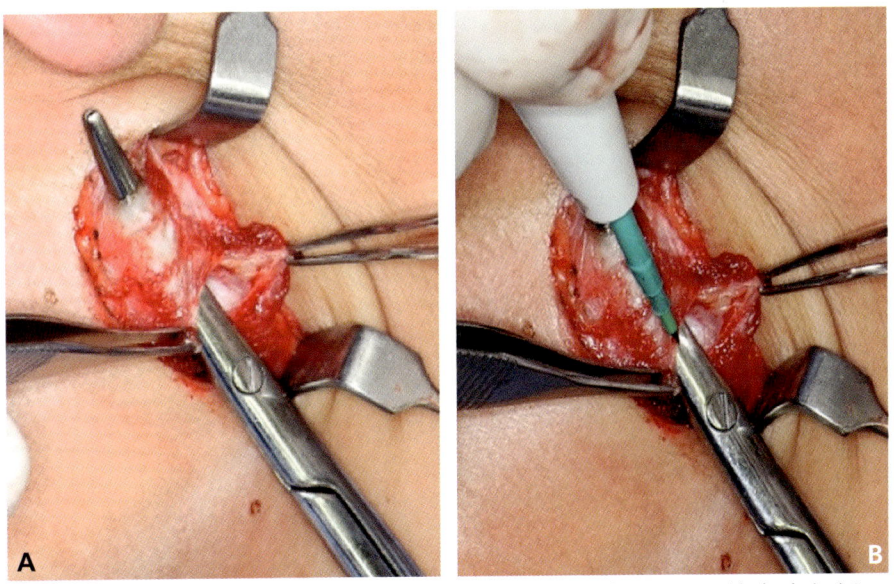

Fig. 6-21. (**A** e **B**) A ponta da tesoura Metzenbaum é exteriorizada na extremidade da incisão. A incisão do músculo platisma é, então, realizada com bisturi elétrico sobre a tesoura Metzenbaum.

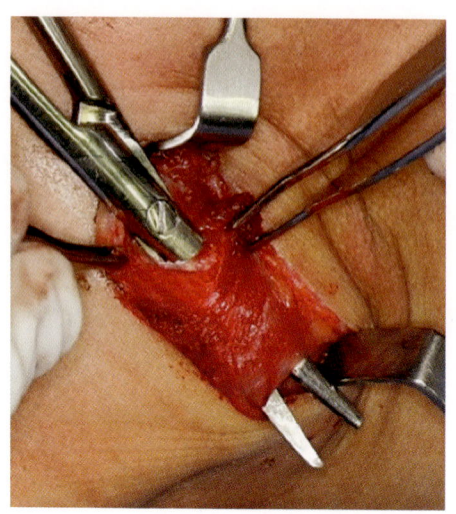

Fig. 6-22. A mesma manobra é realizada para divulsionar o remanescente de músculo platisma, com a tesoura Metzenbaum direcionada para a outra extremidade da incisão.

O tecido encontrado logo abaixo é a camada superficial da fáscia cervical profunda que é divulsionada, seguindo os mesmos passos utilizados na dissecção do músculo platisma (Figs. 6-23 e 6-24). Nesta camada estão presentes o nervo marginal mandibular, a artéria e as veias faciais. Portanto, esta etapa cirúrgica deve ser realizada com extrema cautela. Neste plano a dissecção continua até a visualização do periósteo que é incisado por vestibular com bisturi elétrico (Figs. 6-24 e 6-25). O descolamento subperiosteal é realizado com o auxílio de descolador de Molt e gaze para exposição do tecido ósseo do ramo mandibular (Fig. 6-26).

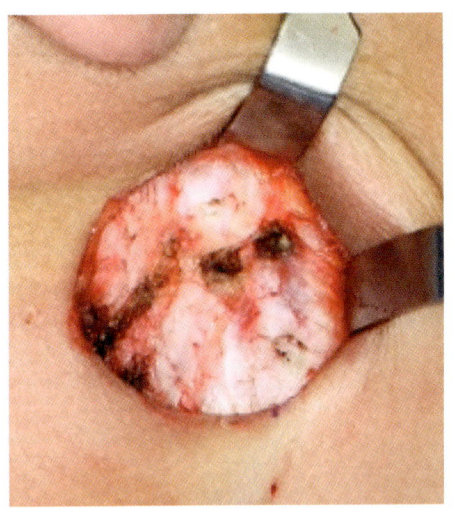

Fig. 6-23. Camada superficial da fáscia cervical profunda. Pequenos vasos sangrantes devem ser cauterizados quando necessários.

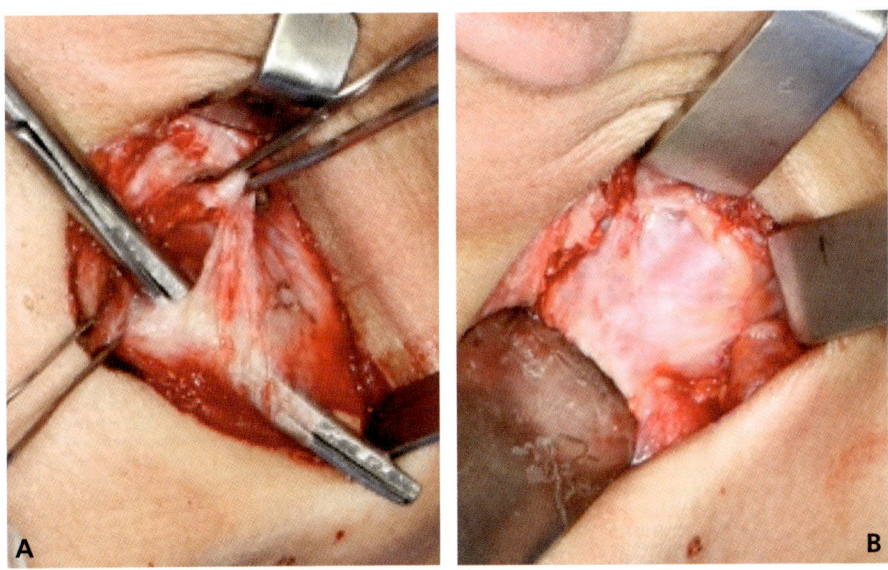

Fig. 6-24. (**A** e **B**) A camada superficial da fáscia cervical profunda é divulsionada de maneira semelhante à divulsão do músculo platisma. Atenção deve ser redobrada neste momento, uma vez que o nervo marginal mandibular e a artéria e veia facial podem ser visualizadas.
Em seguida, o periósteo é exposto na região de ângulo mandibular. Afastamento tecidual é mantido com afastadores Langenbeck nas extremidades posterior e anterior do acesso, e espátula flexível larga é utilizada na região da base da mandíbula.

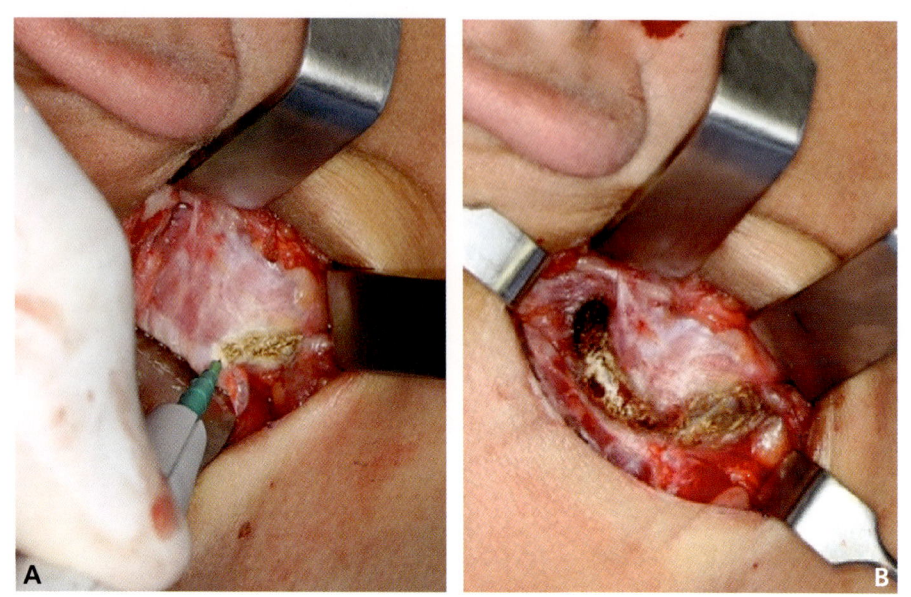

Fig. 6-25. (**A** e **B**) Incisão sendo realizada com bisturi elétrico na face vestibular do ângulo mandibular. Note que o desenho da incisão segue o formato do ângulo da mandíbula.

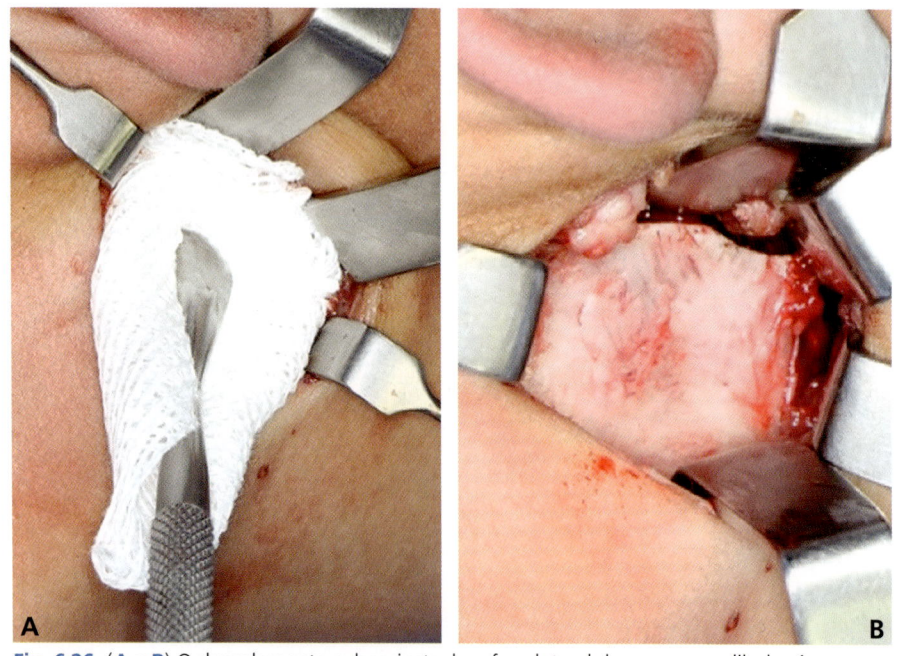

Fig. 6-26. (**A** e **B**) O descolamento subperiosteal na face lateral do ramo mandibular é realizado com o auxílio de descolador de Molt e gaze. Exposição óssea da face lateral do ramo mandibular realizada.

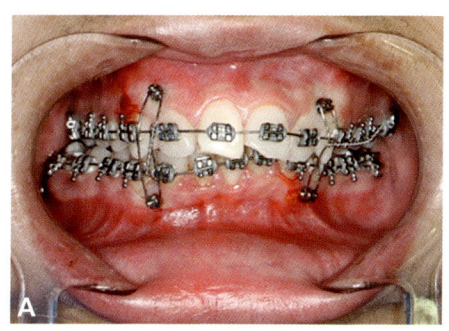

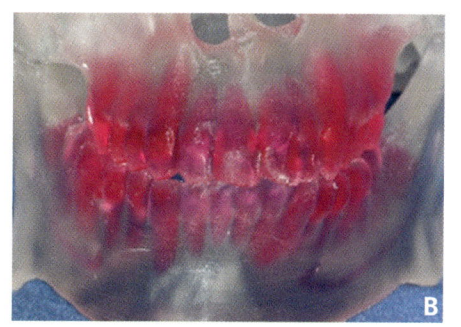

Fig. 6-27. (A e B) Bloqueio maxilomandibular realizado de acordo com oclusão dentária planejada durante a confecção da prótese.

Neste momento, realiza-se o bloqueio maxilomandibular no paciente com auxílio de parafusos de bloqueio e fio de aço nº 1 para se obter a oclusão dentária desejada, que deve ser a mesma obtida com o protótipo durante a confecção da prótese (Fig. 6-27). O componente mandibular é introduzido pelo acesso submandibular e deve ser adaptado passivamente sobre o tecido ósseo do ramo mandibular e estabilizado sem interferências (livre de básculas), e o côndilo mandibular da prótese deve estar corretamente centrado na fossa articular (Fig. 6-28). Após a verificação do posicionamento do componente mandibular por meio dos dois acessos cirúrgicos, inicia-se a fixação da prótese com auxílio de parafusos do

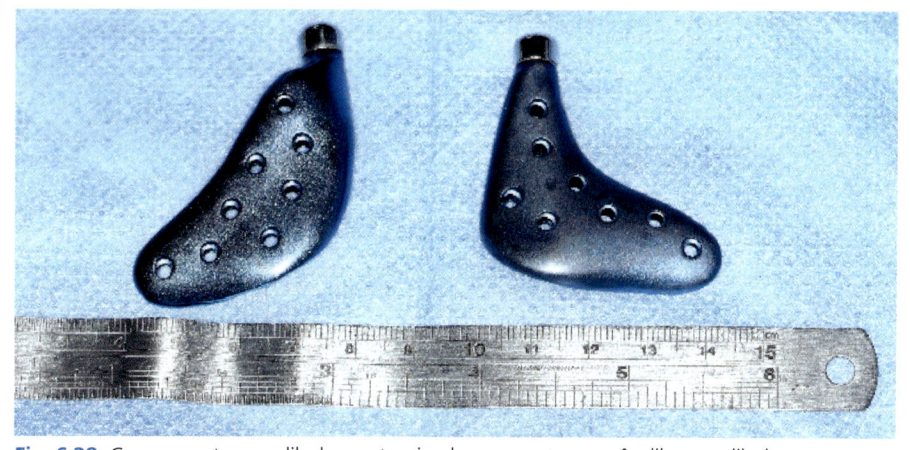

Fig. 6-28. Componente mandibular customizado composto por côndilo mandibular confeccionado em liga cromo-cobalto-molibdênio, e corpo mandibular confeccionado em titânio comercialmente puro.

sistema 2,0 mm que devem permitir um engajamento bicortical com segurança (Fig. 6-29). O comprimento dos parafusos dos componentes mandibular e articular é enviado em documento anexo ao cirurgião, uma vez que, durante a confecção da prótese, foram realizadas medidas no protótipo para a mensuração da profundidade de inserção dos parafusos (Fig. 6-29).

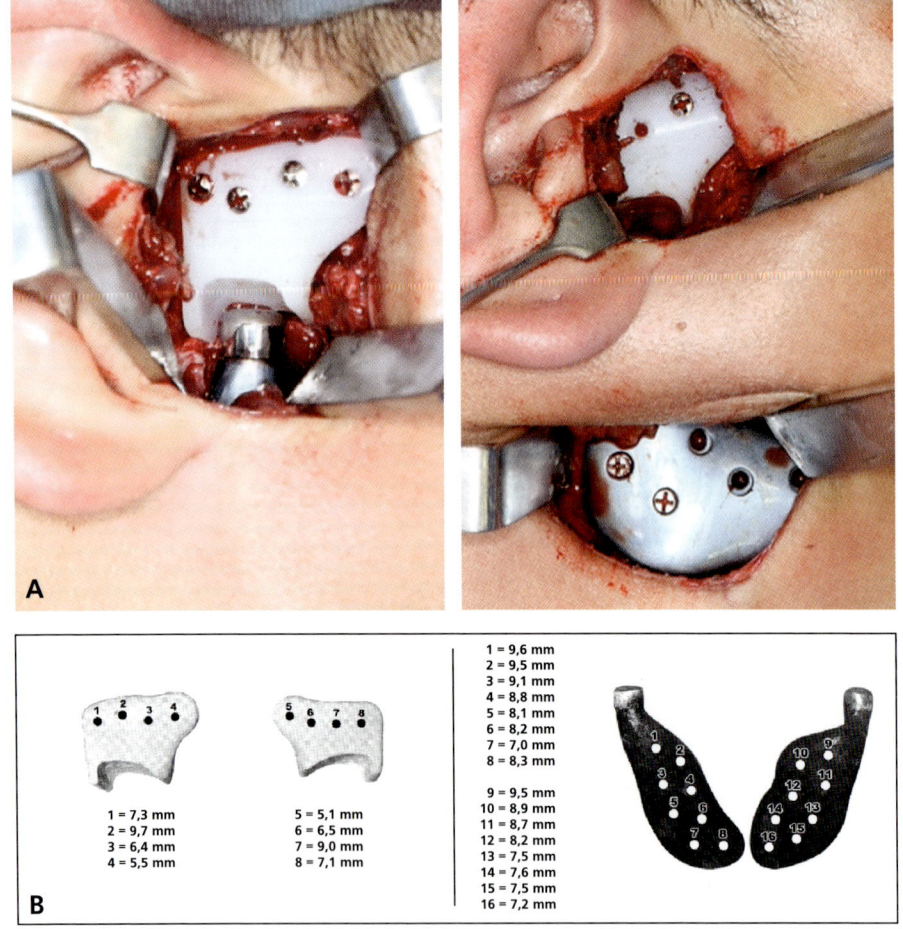

Fig. 6-29. (A) Verificação do posicionamento condilar que deve estar centralizado na fossa articular. Visualização por meio dos acessos pré-auricular e submandibular: posicionamento do côndilo mandibular que deve estar centrado na fossa articular, enquanto o componente mandibular assenta passivamente na superfície lateral do ramo mandibular.
(B) Documento enviado pelo fabricante da prótese evidenciando o comprimento dos parafusos e suas respectivas localizações nos componentes articular e mandibular bilateralmente.

Após o término da fixação de um dos lados, o bloqueio maxilomandibular deve ser mantido em posição para garantir a manutenção da relação dentária oclusal, e, então, prossegue-se para a realização do lado contralateral que deve ser executado, seguindo-se os mesmos passos cirúrgicos. Ao término da instalação das próteses articulares de ambos os lados, irrigação abundante com soro fisiológico 0,9% é realizada, e abertura bucal do paciente é verificada e mensurada com auxílio de régua milimetrada (Fig. 6-30). Antes de se proceder com a sutura, enxerto de tecido adiposo deve ser inserido no espaço existente entre a fossa articular e o côndilo mandibular da prótese, com a finalidade de se evitar a formação de espaço morto e, consequentemente, a ocorrência de fibrose e calcificação heterotópica.

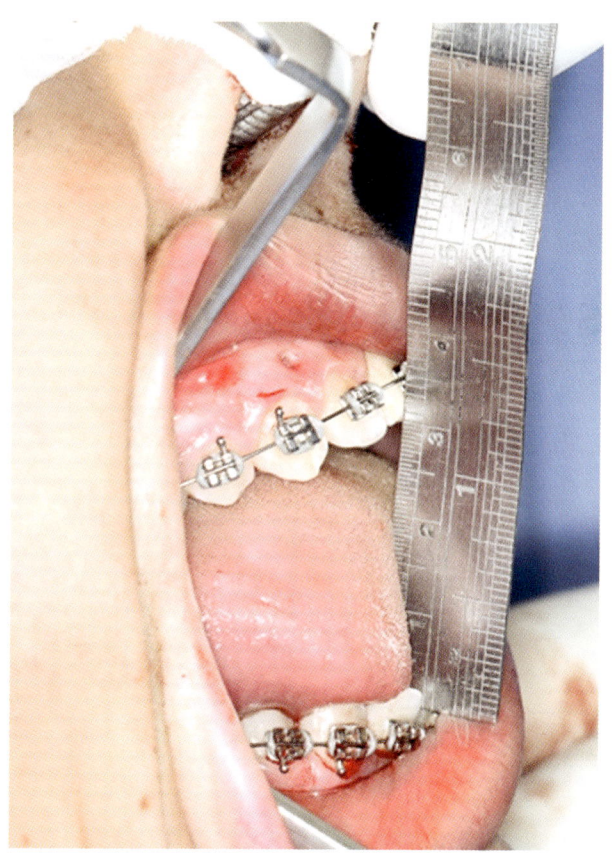

Fig. 6-30. Mensuração da abertura bucal do paciente após a instalação das próteses de ATM bilateralmente.

O enxerto de tecido adiposo pode ser obtido pelo próprio acesso submandibular, que é facilmente obtido, principalmente em pacientes que apresentam sobrepeso. No caso de escassez de tecido adiposo, áreas com pouca repercussão estética podem ser acessadas, como no caso da gordura abdominal, retirada por meio de acesso pela cicatriz umbilical (Fig. 6-31).

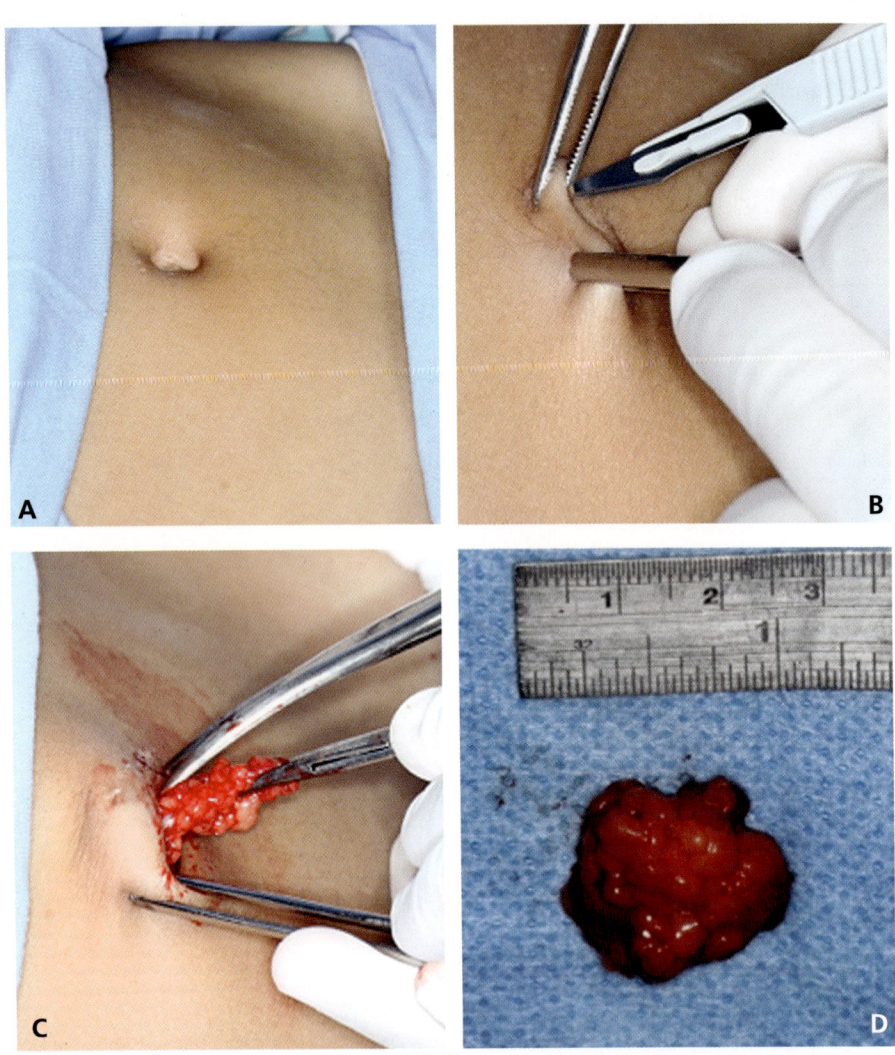

Fig. 6-31. (A-D) Exposição da região de cicatriz umbilical para obtenção do acesso para retirada de tecido adiposo abdominal. A incisão é realizada com o auxílio de lâmina de bisturi nº 15 em região de contorno superior da cicatriz umbilical. Apoio tecidual para incisão é realizado com pinças anatômicas. A divulsão subcutânea é realizada com tesoura Metzenbaum, e o tecido adiposo é removido com o auxílio de pinça Halsted-Mosquito.

Após adaptação da gordura ao redor do componente condilar da prótese realiza-se o fechamento dos acessos pré-auriculares da mesma forma que descrito no Capítulo 5 (Figs. 6-32 a 6-34). Os acessos submandibulares são suturados utilizando fio absorvível sintético manufaturado Vycril 4-0 por meio de pontos simples em músculo platisma e tecido subcutâneo. O fechamento da pele pode ser realizado de maneira contínua com fio de Nylon 5-0. Steri-strip ou micropore estéril é adaptado sobre as regiões de sutura e curativo compressivo com gaze, e micropore mantido com bandagem por 24 horas é realizado para minimizar o edema pós-operatório. O paciente recebe alta hospitalar 24 horas após o procedimento cirúrgico, e as medicações pós-operatórias incluem antibióticos, anti-inflamatório não esteroide, analgésicos de ações central e periférica. O paciente deve iniciar fisioterapia bucal logo no primeiro dia pós-operatório para minimizar a formação de tecido conectivo fibroso e facilitar o aumento gradativo de abertura bucal.

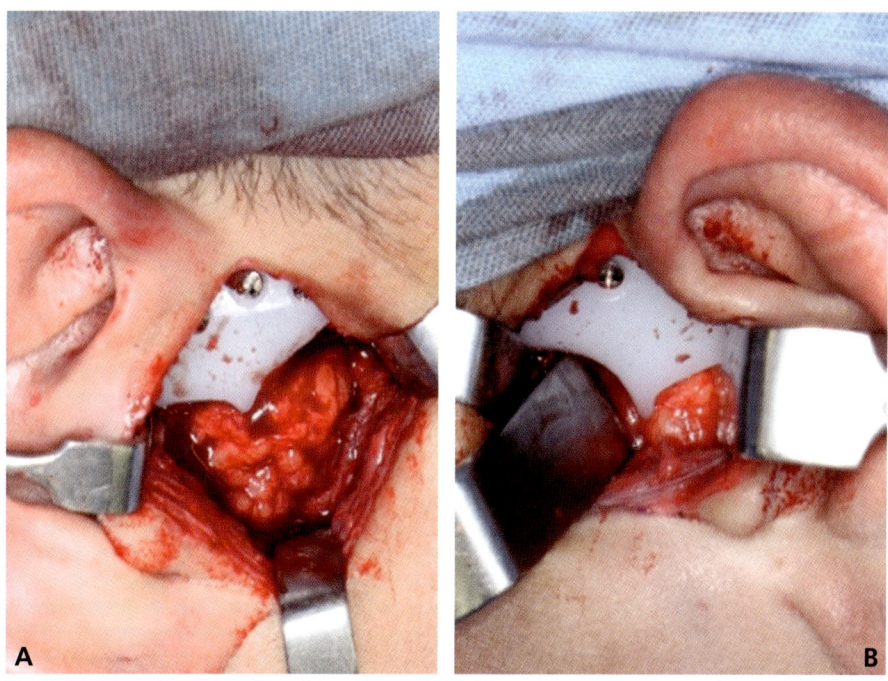

Fig. 6-32. (A e B) Enxerto de tecido adiposo é inserido pelo acesso pré-auricular e adaptado ao redor do componente mandibular logo abaixo da cavidade glenoide da prótese dos lados direito e esquerdo, respectivamente.

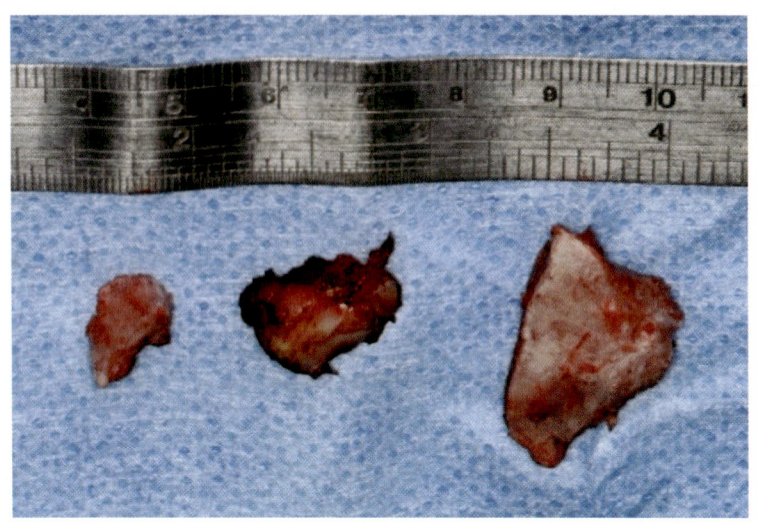

Fig. 6-33. Espécimes correspondendo ao processo coronoide, disco articular e côndilo mandibular do lado esquerdo.

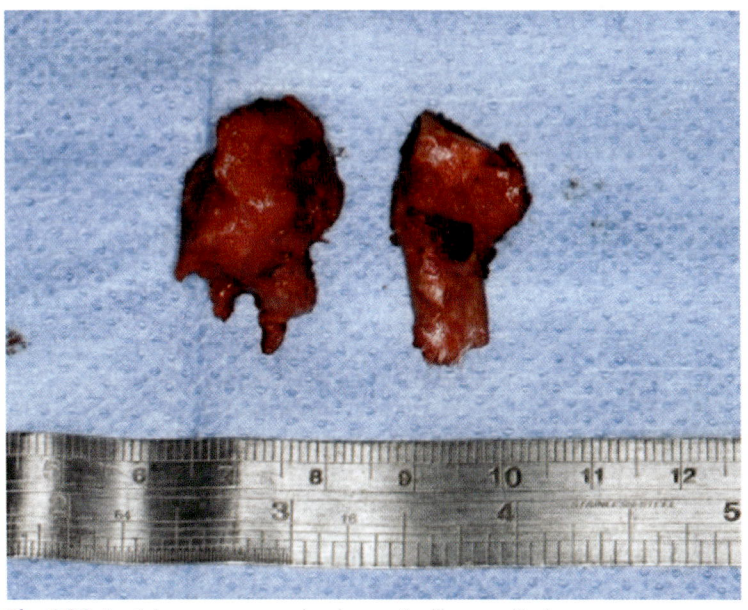

Fig. 6-34. Espécimes correspondendo ao côndilo mandibular e processo coronoide do lado direito. Estas peças cirúrgicas são documentadas e enviadas para laboratório para realização de exame anatomopatológico.

As Figuras 6-35 a 6-39 demonstram a adaptação pós-operatória da prótese de ATM.

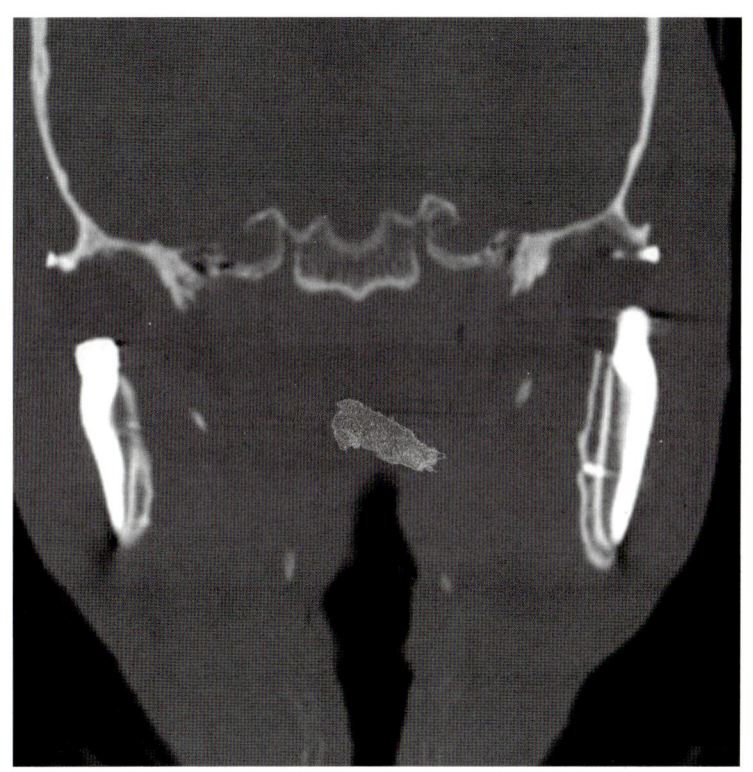

Fig. 6-35. Corte coronal de TC de mandíbula demonstrando a adaptação pós-operatória de prótese de ATM.

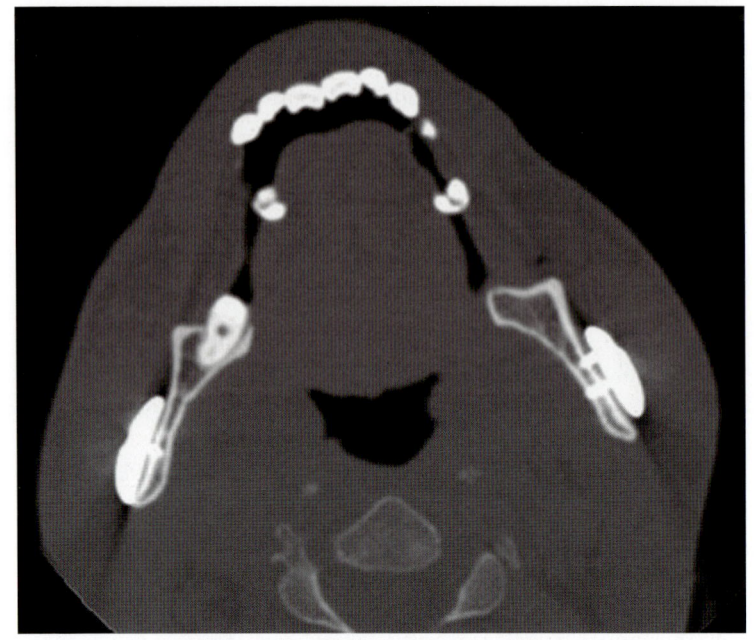

Fig. 6-36. Corte axial de TC de mandíbula demonstrando a adaptação pós-operatória de prótese de ATM.

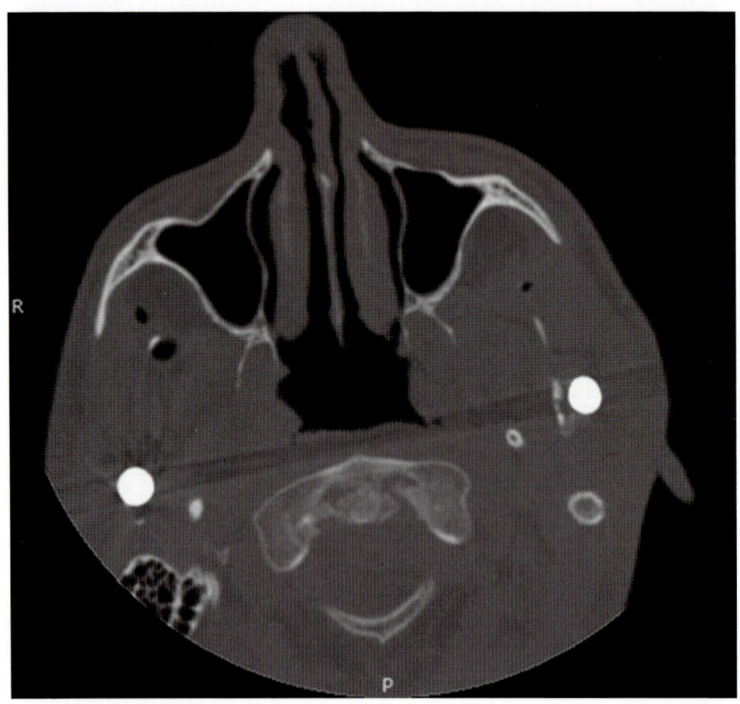

Fig. 6-37. Corte axial de TC de mandíbula demonstrando a porção superior do componente mandibular da prótese.

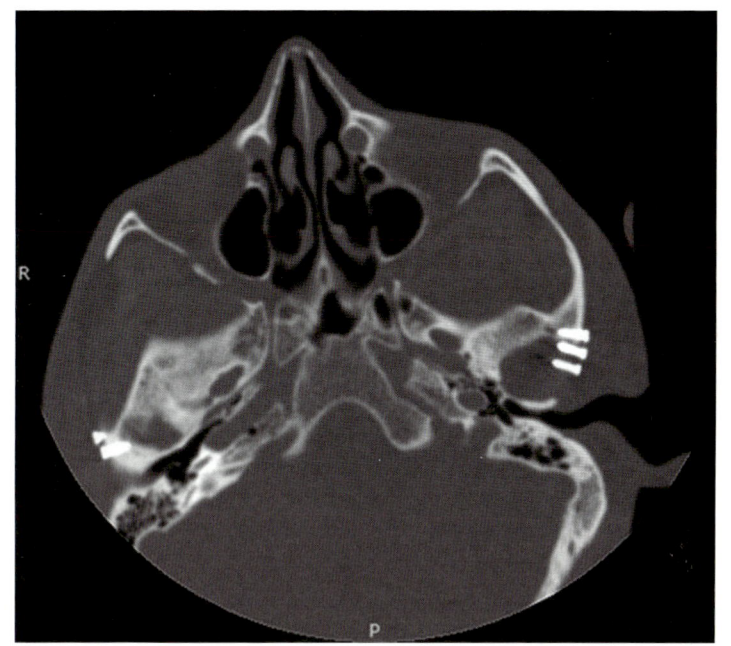

Fig. 6-38. Corte axial de TC de mandíbula demonstrando a fixação do componente articular da prótese.

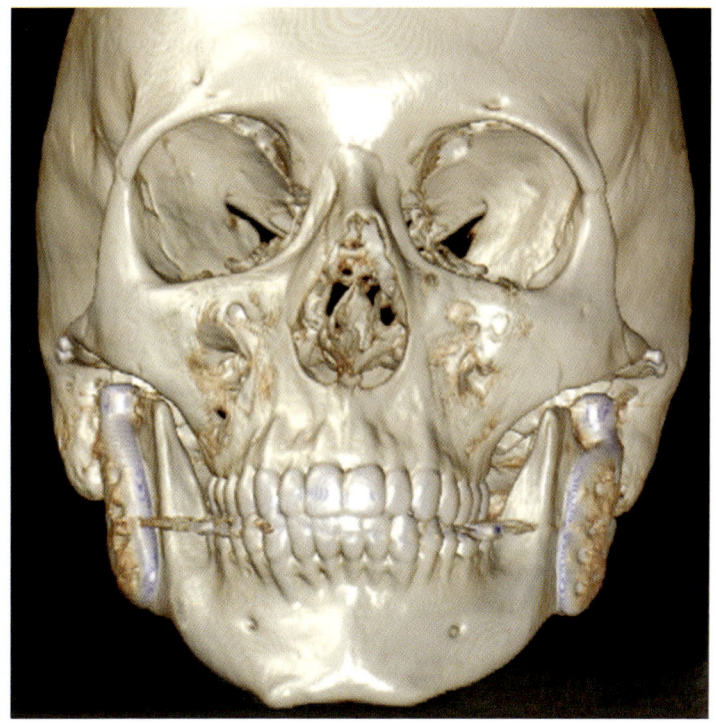

Fig. 6-39. Reconstrução em 3D demonstrando a adaptação da prótese de ATM.

COMPLICAÇÕES PÓS-OPERATÓRIAS

As principais complicações são as mesmas já descritas no Capítulo 5, que incluem: complicações neurológicas (hipoestesia ou parestesia do nervo auriculotemporal; paralisia temporária dos ramos frontais no nervo facial); hematoma e infecção pós-operatória; diminuição da acuidade auditiva em casos de edema pós-operatório extenso em direção ao conduto auditivo interno; além da presença de cicatrizes inestéticas nas regiões pré-auricular e submandibular.

Além disso, a manutenção ou o aumento dos níveis de dor articular no período pós-operatório, geralmente acometendo aqueles pacientes com inúmeras cirurgias articulares prévias, também pode acontecer. A possibilidade de infecção, que segundo a literatura científica ortopédica pode acometer cerca de 1 a 2% dos casos com formação de biofilme bacteriano, é uma das complicações mais importantes. Nestes casos, o cirurgião deve remover os dispositivos protéticos e manter o paciente com um espaçador em região articular, além de colocar o paciente em bloqueio maxilomandibular e regime antibiótico até a resolução do quadro infeccioso. Depois de debelada a infecção, nova prótese de ATM é implantada. Felizmente, os casos de infecção não são frequentes e quando ocorrem em período pós-operatório recente, são superficiais sendo tratados com antibioticoterapia.

Outra complicação em potencial é a formação de osso heterotópico (formação de tecido ósseo ao redor da prótese onde normalmente não existe osso), o que pode diminuir a amplitude de movimentação mandibular e ocasionar dor. Nestes casos, o osso formado deve ser removido e enxerto de tecido adiposo inserido ao redor da prótese para evitar recorrência.

BIBLIOGRAFIA

Gallagher DM, Wolford LM. Comparison of silastic and proplast implants in the temporomandibular joint after condylectomy for osteoarthritis. *J Oral Maxillofac Surg* 1962;40:627-30.

Gonçalves JR, Gomes LCR, Vianna AP et al. Airway space changes after maxillomandibular counterclockwise rotation and mandibular advancement with TMJ Concepts® total joint prostheses: three-dimensional assessment. *Int J Oral Maxillofac Surg* 2013;42:1014-22.

Grossmann E, Grossmann TK. Temporomandibular joint surgery. *Rev Dor São Paulo* 2011;12(2):152-59.

Hogan K, Herman A, Nicholson S et al. Late extrusion of a temporomandibular joint prosthesis masquerading as a sebaceous cyst. *J Plastic Reconstr Aesth Surg* 2013;66:313-14.

Indresano AT, Mobati DA. History of temporomandibular joint surgery. *Oral Maxillofacial Surg Clin N Am* 2006;18:283-89.

Jones RHB. The use of virtual planning and navigation in the treatment of temporomandibular joint ankylosis. *Australian Dental J* 2013;58:358-67.

Landes C, Korzinskas T, Dehner JF et al. One-stage microvascular mandible reconstruction and alloplastic TMJ prosthesis. *J Cranio-Maxillo-Facial Surg* 2013;1-7.

Leiggener CS, Erni S, Gallo LM. Novel approach to the study of jaw kinematics in an alloplastic TMJ reconstruction. *Int J Oral Maxillofac Surg* 2012;41:1041-45.

Mercuri LG, Edibam NR, Giobbie-Hurder A. Fourteen-year follow-up of a patient-fitted total temporomandibular joint reconstruction system. *J Oral Maxillofac Surg* 2007;65:1140-48.

Mercuri LG, Psutka D. Perioperative, postoperative, and prophylactic use of antibiotics in alloplastic total temporomandibular joint replacement surgery: a survey and preliminary guidelines. *J Oral Maxillofac Surg* 2011;69:2106-11.

Mercuri LG, Swift JQ. Considerations for the use of alloplastic temporomandibular joint replacement in the growing patient. *J Oral Maxillofac Surg* 2009;67:1979-90.

Mercuri LG. A rationale for total alloplastic temporomandibular joint reconstruction in the management of idiopathic/progressive condylar resorption. *J Oral Maxillofac Surg* 2007;65:1600-9.

Mercuri LG. Alloplastic temporomandibular joint replacement: rationale for the use of custom devices. *Int J Oral Maxillofac Surg* 2012;41:1033-40.

Mercuri LG. Avoiding and managing temporomandibular joint total joint replacement surgical site infections. *J Oral Maxillofac Surg* 2012;70:2280-89.

Mercuri LG. Patient-fitted ("custom") alloplastic temporomandibular joint replacement technique. *Atlas Oral Maxillofacial Surg Clin N Am* 2011;19:233-42.

Mercuri LG. The role of custom-made prosthesis for temporomandibular joint replacement. *Rev Esp Cir Oral Maxilofac* 2012;72.

Westermark A. Total reconstruction of the temporomandibular joint. Up to 8 years of follow-up of patients treated with Biomet® total joint prostheses. *Int J Oral Maxillofac Surg* 2010;39:951-55.

Wolford LM, Ali FA, Woolson R. Outcomes of total alloplastic replacement with periarticular autogenous fat grafting for management of reankylosis of the temporomandibular joint. *J Oral Maxillofac Surg* 2008;66:1794-803.

Wolford LM, Bourland TC, Rodrigues D et al. Successful reconstruction of nongrowing hemifacial microsomia patients with unilateral temporomandibular joint total joint prosthesis and orthognathic surgery. *J Oral Maxillofac Surg* 2012;70:2835-53.

Wolford LM, Karras SC. Autologous fat transplantation around temporomandibular joint total joint prostheses: preliminary treatment outcomes. *J Oral Maxillofac Surg* 1997;55:245-51.

Wolford LM, Mc Phillips A, Rodrigues DB. Management of the infected temporomandibular joint total joint prosthesis. *J Oral Maxillofac Surg* 2010;68:2810-23.

Wolford LM. Factors to consider in joint prosthesis systems. *Proc (Bayl Univ Med Cent)* 2006;19:232-38.

Índice Remissivo

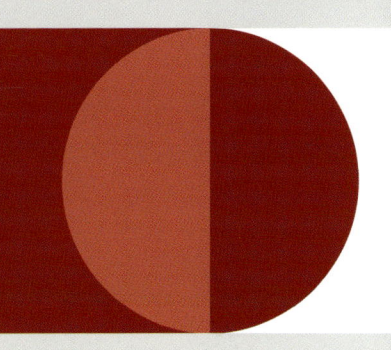

Entradas acompanhadas por um *f* ou *q* indicam Figuras e Quadros, respectivamente.

■ A

Abertura
  bucal, 115*f*
    mensuração da, 115*f*
      após instalação das próteses de ATM, 115*f*
Acesso
  pré-auricular, 99*f*
    demarcação do, 99*f*
Acidente(s)
  transoperatórios, 70
    na artroscopia, 70
    da ATM, 70
Alteração(ões)
  de desenvolvimento, 2
    da ATM, 2
Anestésico
  com vasoconstritor, 61*f*, 79*f*
    injeção intra-articular do, 61*f*
  local, 79*f*
    infiltração com, 79*f*
Ângulo
  mandibular, 112*f*
    face vestibular do, 112*f*
Anquilose, 5
  da ATM, 98*f*
    paciente com, 98*f*
    protótipo da face de, 98*f*
Arco
  zigomático, 101*f*, 102*f*, 103*f*
    incisão horizontal do, 102*f*, 103*f*
      na porção inferior, 103*f*
      na superfície lateral, 102*f*
    parte superior da raiz do, 101*f*
      incisão oblíqua na, 101*f*
Artrocentese
  prévia, 62*f*

Artroscopia
  da ATM, 57-72
    acidentes transoperatórios, 70
    complicações
      pós-operatórias, 71
    equipamento, 58
    indicações, 57
    instrumentais, 58
    princípios gerais, 58
    técnica cirúrgica, 59-70
      descrição da, 59-70
    drenagem na, 70*f*
      para remoção, 70*f*
        do excesso de líquido, 70*f*
Artroscópio
  inspeção com, 64*f*
    intra-articular, 64*f*
  ponto de entrada do, 60*f*
    marcação do, 60*f*
ATM (Articulação Temporomandibular)
  artroscopia da, 57-72
    acidentes transoperatórios, 70
    complicações
      pós-operatórias, 71
    equipamento, 58
    indicações, 57
    instrumentais, 58
    princípios gerais, 58
    técnica cirúrgica, 59-70
      descrição da, 59-70
  considerações anatômicas da, 9-24
    classificação, 9
    componentes articulares, 9
      estruturas ósseas, 9
    conceito, 9
    inervação, 17
    vascularização, 17
  disco articular da, 73-93
    plicatura de, 73-93
      complicações
        pós-operatórias, 92
      procedimento cirúrgico, 75
      tratamento cirúrgico das DTMs, 73
  e ramos terminais, 21*f*, 22*f*
    do nervo trigêmeo, 21*f*, 22*f*
  imaginologia da, 27-55
    descrição das estruturas anatômicas, 29
      RMN, 29-39
      TC, 40-55
    diagnóstico das DTMs, 27
      exames complementares no, 27
  indicações para cirurgia da, 1-6
    de acordo com o diagnóstico, 1-6
      alterações de desenvolvimento, 2
      anquilose, 5
      condições, 3
        inflamatórias, 3
        não inflamatórias, 3
      deslocamento discais, 2
      fraturas, 6
  patologias da, 6*f*
    diagnóstico das, 6*f*
    tratamento das, 6*f*
  prótese de, 95-122
    adaptação pós-operatória de, 119*f*, 120*f*

Índice Remissivo

TC de mandíbula, 119*f*, 120*f*
complicações
  pós-operatórias, 122
contraindicações, 97
indicações, 96
instalação, 115*f*
  mensuração da abertura bucal após, 115*f*
  procedimento cirúrgico, 98
  tipos de reconstruções, 95
relação da, 18*f*, 19*f*
  com cápsula articular, 23*f*
  com músculo pterigóideo lateral, 23*f*
  com nervo, 23*f*
    alveolar inferior, 23*f*
    auriculotemporal, 23*f*
    lingual, 23*f*
  com vasos sanguíneos, 18*f*, 19*f*
  e artérias da face, 18*f*, 19*f*
  e nervos, 19*f*

■ B

BMM (Bloqueio Maxilomandibular), 6
Bloqueio
  maxilomandibular, 113*f*

■ C

Campo
  operatório, 59*f*, 76*f*
    da plicatura, 76*f*
    de disco articular da ATM, 76*f*
  preparo do, 59*f*
    da artroscopia da ATM, 59*f*
Cápsula
  articular, 15, 22*f*, 23*f*, 84*f*, 85*f*, 102*f*, 103*f*
    descolamento da, 102*f*, 103*f*
    desinserção da, 85*f*
    relação da ATM com a, 22*f*, 23*f*
    visualização da, 84*f*, 102*f*
  da ATM, 15*f*, 16*f*
Cirurgia(s)
  da ATM, 1-6, 58
    artroscópicas, 58
      princípios gerais das, 58
    indicações de acordo com o diagnóstico, 1-6
      alterações de desenvolvimento, 2
      anquilose, 5
      condições, 3
        inflamatórias, 3
        não inflamatórias, 3

  deslocamento discais, 2
  fraturas, 6
Cisto(s)
  subcondrais, 43*f*
Complicação(ões)
  pós-operatórias, 71, 92, 122
    da plicatura, 92
    de disco articular da ATM, 92
    na artroscopia, 71
    da ATM, 71
    prótese de ATM, 122
Componente
  de prótese de estoque, 96*f*, 107*f*, 113*f*
    articular, 96*f*, 107*f*
    mandibular, 97*f*, 113*f*120*f*, 121*f*
    TC do, 120*f*, 121*f*
Condição(ões)
  da ATM, 3
    inflamatórias, 3
    não inflamatórias, 3
Côndilo
  mandibular, 11, 90*f*, 118*f*
    espécimes correspondendo ao, 118*f*
    identificação do, 90*f*
Condromatose, 38*f*

■ D

Descolador
  de Molt, 101*f*
Desenvolvimento
  da ATM, 2
    alterações de, 2
Deslocamentos
  discais, 2
Disco Articular, 12, 13*f*
  da ATM, 73-93
    plicatura de, 73-93
      complicações pós-operatórias, 92
      procedimento cirúrgico, 75
      tratamento cirúrgico das DTMs, 73
    espécimes correspondendo ao, 118*f*
    identificação do, 86*f*
    perfuração do, 86*f*
    região do, 66*f*
      imagem artroscópica da, 66*f*
DTMs (Disfunções Temporomandibulares), 1
  diagnóstico das, 27
    exames complementares no, 27
  tratamento cirúrgico das, 73

■ E

Eletrocautério
  hemostasia com, 100*f*
  incisão com, 80*f*, 88*f*
    no tecido retrodiscal, 88*f*
  introdução do, 62*f*, 68*f*
    no ponto demarcado, 62*f*
Eletrocauterização
  para hemostasia, 80*f*
Eminência
  articular, 9, 10*f*, 66*f*, 86*f*
    região da, 66*f*
      imagem artroscópica da, 66*f*
    vértice da, 86*f*
    desgaste do, 86*f*
Enxerto
  de tecido adiposo, 117*f*
Equipamento
  de artroscopia, 58
    da ATM, 58
Estrutura(s)
  ósseas, 9
    cápsula articular, 15
    côndilo mandibular, 11
    disco articular, 12
    eminência articular, 9
    fossa mandibular, 9
    ligamentos, 17

■ F

Fáscia
  cervical, 111*f*
    profunda, 111*f*
      camada superficial da, 111*f*
    temporal, 81*f*, 82*f*, 83*f*, 101*f*
      camada da, 81*f*, 82*f*, 83*f*, 101*f*
      de gordura, 82*f*
      profunda, 83*f*
      superficial, 81*f*, 82*f*, 101*f*
Fossa(s)
  articulares, 10*f*, 65*f*, 114*f*
    parede medial da, 65*f*
      imagem artroscópica da, 65*f*
  glenoide, 11*f*, 13*f*
  mandibular, 9, 10*f*
Fratura(s)
  da ATM, 6

■ H

Hemostasia
  com eletrocautério, 100*f*
  eletrocauterização para, 80*f*

Índice Remissivo

I
Imagem
  artroscópica, 65f, 66f, 67f, 69f
    da parede medial, 65f
      da fossa articular, 65f
    da ponta, 69f
      do eletrocautério, 69f
    da região, 65f, 66f, 67f
      da eminência articular, 66f
      da zona intermediária, 67f
      do disco articular, 66f
      do recesso anterior, 65f
      retrodiscal, 65f
Imaginologia
  da ATM, 27-55
    descrição das estruturas anatômicas, 29
    RMN, 29-39
    TC, 40-55
    diagnóstico das DTMs, 27
      exames complementares no, 27
Incisão
  com eletrocautério, 80f, 82f, 88f
    na camada superficial, 82f
      da fáscia temporal, 82f
      no tecido retrodiscal, 88f
  da plicatura, 78f, 79f
    de disco articular, 78f, 79f
      da ATM, 78f, 79f
  horizontal, 102f, 103f
    do arco zigomático, 102f, 103f
      na porção inferior, 103f
      na superfície lateral, 102f
  oblíqua, 101f
    na parte superior, 101f
      da raiz do arco zigomático, 101f
  prótese de ATM, 100f
Inervação
  da ATM, 17
Injeção
  intra-articular, 61f
    do anestésico, 61f
      com vasoconstritor, 61f
Inspeção
  intra-articular, 64f
    com artroscópio, 64f
Instrumental(is)
  de artroscopia, 58
    da ATM, 58
    ponto de entrada dos, 60f
      marcação do, 60f

Introdução
  do eletrocautério, 69f
    pelo trocarte, 69f
  do trocarte, 62f, 68f
    no ponto demarcado, 62f

L
Ligamento(s)
  colaterais, 17
  discais, 17
  esfenomandibular, 17
  estilomandibular, 15f, 16f, 17
  temporomandibular, 17

M
Mandíbula
  TC de, 119f
    do componente mandibular, 120f, 121f
      fixação do, 121f
      porção superior, 120f
    pós-operatória, 119f
    de prótese de ATM, 119f
Meato
  acústico, 14f
    externo, 14f
Metzembaum
  tesoura de, 80f, 100f
Miniâncora(s)
  de sutura, 75f
    chave de inserção, 75f
    inserção das, 90f
  reabsorvível, 75f
    com fio de sutura, 75f
Molt
  descolador de, 101f
Músculo
  masseter, 15f, 16f
  plastima, 109f
    exposição do, 109f
  pterigóideo, 13f, 23f, 87f
    feixe superior do, 87f
    lateral, 13f, 23f
      relação da ATM com o, 23f

N
Nervo(s)
  facial, 24f
    ramos do, 24f
      distribuição dos, 24f
    relação da ATM com o, 23f
      alveolar, 23f
        inferior, 23f
      auriculotemporal, 23f
      lingual, 23f
  trigêmeo, 21f, 22f
    ramos terminais do, 21f, 22f
      ATM e, 21f, 22f

O
Osso
  temporal, 10f, 11f
    porção articular do, 10f, 11f
Osteoartrite
  quadros de, 4q
  classificação dos, 4q
Osteófito(s), 45f

P
Plicatura
  de disco articular, 73-93
    da ATM, 73-93
      complicações pós-operatórias, 92
      procedimento cirúrgico, 75
      tratamento cirúrgico das DTMs, 73
Procedimento
  cirúrgico, 75, 98
    da plicatura, 75
      de disco articular da ATM, 75
    prótese de ATM, 98
Processo
  condilar, 12f
  coronoide, 118f
    espécimes correspondendo ao, 118f
Prótese
  de ATM, 95-122
    adaptação pós-operatória de, 119f, 120f
      TC de mandíbula, 119f, 120f
    complicações pós-operatórias, 122
    contraindicações, 97
    indicações, 96
    instalação, 115f
      mensuração da abertura bucal após, 115f
    procedimento cirúrgico, 98
    tipos de reconstruções, 95
  de estoque, 96f
    componente articular de, 96f
Protótipo
  de paciente, 98f
    com anquilose da ATM, 98f
    da face, 98f
    mandibular, 98f

R
Raiz
  do arco zigomático, 101f
    parte superior da, 101f
      incisão oblíqua na, 101f

Ramo(s)
  do nervo facial, 24*f*
  distribuição dos, 24*f*
Recesso
  anterior, 66*f*
    região do, 66*f*
      imagem artroscópica da, 66*f*
Reconstrução(ões)
  disponíveis, 95
  tipos de, 95
Região
  imagem artroscópica da, 65*f*, 66*f*
    da eminência articular, 66*f*
    do disco articular, 66*f*
    do recesso anterior, 66*f*
    retrodiscal, 65*f*
RMN (Ressonância Magnética Nuclear), 27
  estruturas anatômicas na, 29-39
    descrição das, 29-39

■ T

TC (Tomografia Computadorizada), 27
  de mandíbula, 119*f*, 120*f*, 121*f*
    do componente mandibular, 120*f*, 121*f*
      fixação do, 121*f*
      porção superior, 120*f*
    pós-operatória, 119*f*
    de prótese de ATM, 119*f*
  estruturas anatômicas na, 40-55
    descrição das, 40-55
Tecido
  retrodiscal, 88*f*
    incisão no, 88*f*
    com eletrocautério, 88*f*
Técnica
  cirúrgica, 59
    descrição da, 59
    artroscopia da ATM, 59
Tesoura
  de Metzembaum, 80*f*, 100*f*

Trocarte
  introdução do, 62*f*, 68*f*
    no ponto demarcado, 62*f*
  introdução pelo, 69*f*
    do eletrocautério, 69*f*
Tubo
  endotraqueal, 76*f*

■ V

Vascularização
  da ATM, 17
Vasoconstritor
  anestésico com, 61*f*, 79*f*
    injeção intra-articular do, 61*f*
    local, 79*f*
      infiltração com, 79*f*

■ Z

Zona
  intermediária, 67*f*
    região da, 67*f*
      imagem artroscópica da, 67*f*